Bibliografische Information der Deutschen Nationalbibliothek:

Die Deutsche Bibliothek verzeichnet diese Publikation in der Deutschen Nationalbibliografie; detaillierte bibliografische Daten sind im Internet über http://dnb.d-nb.de/ abrufbar.

Impressum:

Druck und Bindung: Books on Demand GmbH, Norderstedt Germany
ISBN: 9783668447684

Dieses Buch bei GRIN:

http://www.grin.com/de/e-book/365384/advanced-glycation-endproducts-in-lebensmitteln-und-moeglichkeiten-zur

Alina Moritz

„Advanced Glycation Endproducts" in Lebensmitteln und Möglichkeiten zur Verringerung der Gehalte

GRIN Verlag

„Advanced Glycation Endproducts“ in Lebensmitteln und Möglichkeiten zur Verringerung der Gehalte

Bachelorarbeit

Zur Erlangung des Grades Bachelor of Science

Studiengang: Ernährung, Gesundheit und Lebensmittelwirtschaft

Fachbereich Oecotrophologie an der Hochschule Fulda

vorgelegt von:

Alina Moritz

Abgabedatum: 31.01.2017

Inhaltsverzeichnis

Abbildungsverzeichnis

Tabellenverzeichnis

Abkürzungsverzeichnis

AGEs	Advanced Glycation Endproducts; Glykierungsendprodukte
ALEs	Advanced Lipoxidation Endproducts
ALT-711	Alagebrium
CEL	Carboxyethyllysin
CML	Carboxymethyllysin
ELISA	Enzyme linked immunosorbent assay
Fru	Fructose
GI	Glykämischer Index
Glu	Glucose
Glycer	Glyceraldehyd
HMW	High molecular weight
HPLC	Hochleistungsflüssigkeitschromatographie
kU	Kilounits
LC	Flüssigkeitschromatographie
LC-MS/MS	Flüssigchromatographie mit Massenspektrometrie-Kopplung
LMW	Low molecular weight
MG	Methylglyoxal
MG-H1	Methylglyoxal-Hydroimidazolon
MS/MS	Tandem-Massenspektrometrie
NFκB	Nuklearer Faktor kappa B
RAGE	Receptor for Advanced Gylcation Endproducts
U	Units (Einheiten)
UPLC	Ultra Performance Flüssigkeitschromatographie

1. Einleitung

Besonders in den Industrienationen nehmen ernährungsmitbedingte Zivilisationserkrankungen immer mehr zu. Es werden immer wieder andere Gründe für diese Entwicklung verantwortlich gemacht: Mal ist es der Zucker, mal das Fett oder tierische Produkte. Gleichzeitig steigt in der Bevölkerung das Interesse für gesunde Ernährung und für Maßnahmen, die zu einem langen Leben beitragen können.

Ein relativ neues und aktuelles Forschungsgebiet zu diesem Thema sind die sogenannten "Advanced Glycation Endproducts", kurz AGEs. Diese bilden sich im Rahmen der Maillard-Reaktion bei einer nicht-enzymatischen Glykierung zwischen reduzierenden Zuckern, freien Aminosäuren, Fettsäuren oder Nukleinsäuren. Die Reaktion kann endogen im Körper selbst oder durch den exogenen Konsum AGE-reicher Nahrung entstehen.

Doch besondere Nahrung, die reich an Maillard-Produkten ist, wird gerne verzehrt. Sie zeichnet sich durch ein besonders intensives Aroma, Farbe und Geschmack aus und ist daher in der Lebensmittelindustrie gewollt. So werden Brötchen möglichst goldbraun gebacken, Fleisch scharf angebraten oder Nüsse fein geröstet. Doch häufen sich die Studienergebnisse, dass genau diese moderne Kostform, die viele Glykierungsendprodukte enthält, verantwortlich für die Entstehung von zahlreichen chronischen Erkrankungen ist und ein schnelleres Altern fördert. Deshalb sollte ein Umdenken in der täglichen Ernährung, hin zu möglichst AGE-armen Nahrung, angestrebt werden.

Ziel dieser Arbeit ist es nun zu erörtern, welche Nahrungsmittel besonders reich bzw. arm an Glykierungsendprodukten sind und wie sich die Aufnahme von AGEs senken lässt.

2. Literaturteil

Der Literaturteil soll wichtiges Hintergrundwissen zum Thema der Arbeit vermitteln.

Es wird verdeutlicht, auf welchen Wegen sich Advanced Glycation Endproducts bilden können und inwieweit diese vom Körper resorbiert werden. Außerdem wird erläutert welchen Einfluss Glykierungsendprodukte auf die Gesundheit haben. Zuletzt werden die im Ergebnisteil analysierten Advanced Glycation Endproducts und deren Messmethoden vorgestellt.

2.1 Bildung von AGEs

Advanced Glycation Endproducts können sich sowohl endogen im Körper, als auch exogen in Nahrungsmitteln bilden.

Aufgrund eigener Recherchen entwickelte Leuner (2011) grundlegende Kenntnisse bzgl. der Terminologie sowie der Entdeckung und Bildung von Advanced Glycation Endproducts:

AGEs sind Glykierungsendprodukte, welche neben einer Aroma- und Bräunungsbildung, im Rahmen der sogenannten Maillard-Reaktion entstehen. Erstmals wurde dieser nicht-enzymatische Vorgang 1912 von Louis Camille Maillard beschrieben.

Es reagieren reduzierende Zucker, wie Glucose und Fructose mit freien Aminosäuren, Fettsäuren oder Nukleinsäuren. Zunächst bilden sich sogenannte Schiff´sche Basen, aus welchen anschließend Amadoriprodukte entstehen und in einer Zwischenreaktion zu Dicarbonylen abgebaut werden. Diese reagieren wiederum mit Aminosäuren und es entwickeln sich daraus in einem letzten Schritt Advanced Glycation Endproducts. Diese Endprodukte weisen zwar alle eine gelbbraune Farbe auf, sie lassen sich aber aufgrund ihrer Eigenschaften in verschiedene Gruppen einteilen.

So gibt es sowohl fluoreszierende (z. B. Imidazolone) und nicht-fluoreszierende (z. B. CML, CEL) AGEs, als auch solche mit Quervernetzungen zwischen den Aminogruppen (z. B. Pentosidin) (Leuner 2011: 1 f.).

Allerdings konnte gezeigt werden, dass manche Glykierungsendprodukte wie das CML beispielsweise auch durch Lipidperoxidation entstehen. Insbesondere bei der Oxidation von mehrfach ungesättigte Fettsäuren können sich Reaktionsprodukte wie Ketone, Aldehyde und Dicarbonyle entwickeln, welche bevorzugt mit Lysin-, Histidin- und Cysteinresten von zellulären und Gewebeproteinen sogenannte Advanced Lipidoxidation Endproducts (ALEs) bilden (Leuner 2011: 2).

Folgende Abbildung stellt die erläuterten Wege, die zu einer AGE-Bildung führen, noch einmal grafisch dar:

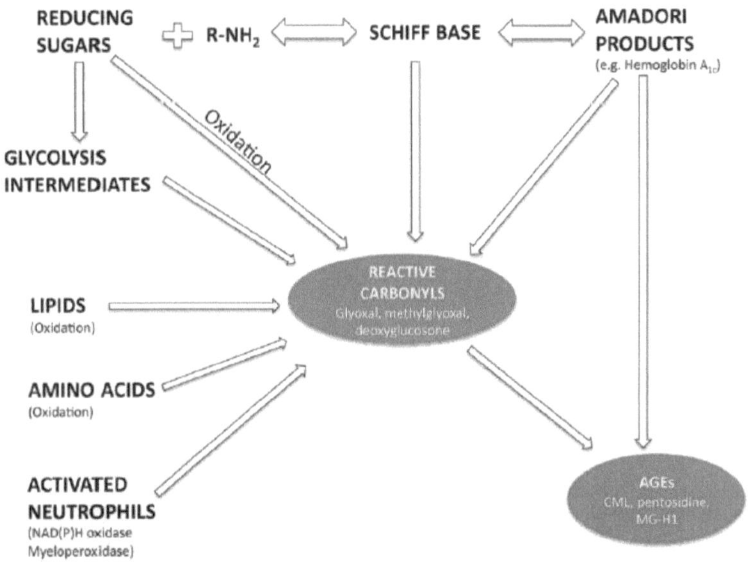

Abbildung 1: Darstellung verschiedener Wege, die zu einer Bildung von Advanced Glycation Endproducts (AGEs) führen können (Uribarri et al. 2015: 462).

2.2 Absorption und Bioverfügbarkeit von AGEs

Poulsen et al. kamen durch Literaturrecherchen zu dem Ergebnis, dass bislang nur wenige Studien über die Absorption und Bioverfügbarkeit der einzelnen AGEs gemacht worden sind. In diesen konnte allerdings gezeigt werden, dass hochmolekulare Verbindungen (HMW) nur schlecht und langsam absorbiert wurden, da sie zunächst von den Verdauungsenzymen abgebaut werden müssen. Niedermolekulare Verbindungen (LMW) und nicht an Peptide-gebundene AGEs wurden hingegen schneller und besser aufgenommen, aber zum Großteil auch wieder über die Niere ausgeschieden (Poulsen et al. 2013: 21 f.).

Koschinsky et al. konnten in einer Studie mit 43 Personen; darunter Patienten mit Diabetes mellitus, sowie gesunden Studienteilnehmern zeigen, dass die Absorptionsrate von Advanced Glycation Endproducts durchschnittlich bei 10% lag und dem Serum-AGE-Wert entsprach. Davon wurde ein Drittel über die Nieren ausgeschieden, während der Rest unbestimmt blieb. Bei Patienten mit eingeschränkter Nierenfunktion lag die Ausscheidungsrate bei unter 5 %. Die exogene Zufuhr von Advanced Glycation Endproducts korrelierte signifikant mit dem Plasmaspiegel dieser Glykierungsendprodukte (Koschinsky et al. 1997: 6474, 6478).

2.3 Der Einfluss von AGEs auf die Gesundheit

Unter Berücksichtigung zahlreicher Publikationen zur Auswirkung von Glykierungsendprodukte auf den Organismus kam Leuner (2011) zu folgenden Erkenntnissen:

Advanced Glycation Endproducts entstehen kontinuierlich in unserem Körper und summieren sich mit steigendem Alter. Vor allem Bedingungen, wie hohe Temperaturen und Zuckerwerte, welche bei bestimmten Krankheiten, wie Diabetes mellitus oder Nierenerkrankungen besonders vorherrschen, führen zu einer starken Anreicherung von Glykierungsendprodukten in Geweben mit langlebigen Proteinen.

Zwar besitzt der menschliche Organismus einige Enzymsysteme, die eine Anhäufung von Advanced Glycation Enproducts reduzieren, allerdings kann es sein, dass insbesondere bei hoher alimentärer Zufuhr und bei oben genannten Risikogruppen diese Abwehrmechanismen nicht mehr ausreichen (Leuner 2011: 2 f.).

Advanced Glycation Endproducts können sich auf zwei Wegen pathologisch auf den Organismus auswirken:

Zum einen können Glykierungsendprodukte die Struktur von körpereigenen Proteinen modifizieren und dadurch ihre Funktion beeinträchtigen. Zieman und Kass (2004) konnten durch Literaturrecherche ermitteln, dass besonders Proteine mit einer langsamen Fluktuationsrate, wie Kollagen und das Low Density Lipoprotein (LDL) hiervon betroffen waren. Durch die Modifikationen dieser Proteine kann das LDL nicht mehr von den LDL-Rezeptoren erkannt werden und ein Funktionsverlust von Kollagen begünstigt eine arterielle Gefäßsteifheit. Dadurch steigt das Risiko für diverse kardiovaskuläre Erkrankungen, wie Arteriosklerose oder Hypertonie (Zieman und Kass 2004: 146).

Zum anderen kamen Vlassara und Uribarri (2014) aufgrund der Auswertung einiger Studien zu dem Ergebnis, dass Glykierungsendprodukte rezeptorabhängig oder rezeptorunabhängig intrazelluläre Signale aktivieren. Über eine Bindung der AGEs an RAGE (Receptor for AGE) werden proinflammatorische Transkriptionsfakoren, wie NF-κB aktiviert, wodurch oxidativer Stress und Entzündungsreaktionen induziert werden. Diese können das Risiko für die Entstehung vieler chronischer Erkrankungen, wie Diabetes mellitus, Nierenerkrankungen und neurodegenerativen Erkrankungen erhöhen (Vlassara und Uribarri 2014).

Abbildung 2 stellt diesen Prozess grafisch dar:

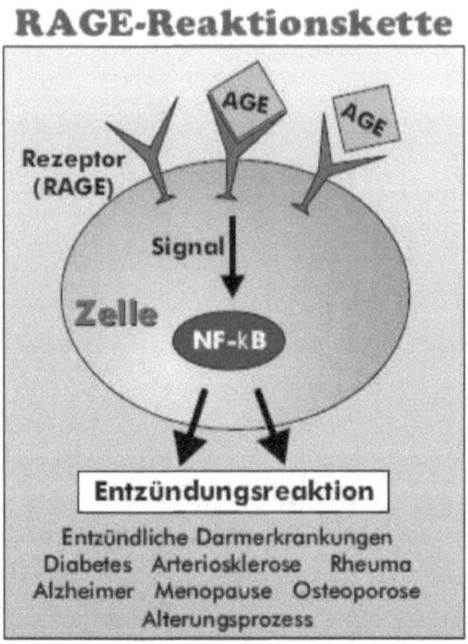

Abbildung 2: AGEs binden an Rezeptorproteine (z. B. RAGE) und aktivieren intrazellulär proinflammatorische Transkriptionsfakoren, wie NF-κB. Dadurch werden oxidativer Stress und Entzündungsreaktionen induziert, die mit der Entstehung von vielen chronischen Erkrankungen, wie Diabetes mellitus und neurodegenerativen Erkrankungen in Verbindung gebracht werden (Bierhaus 2004: 299).

Poulsen et al. konnten durch Literaturrecherchen feststellen, dass sich sowohl bei Tieren als auch bei Menschen, der AGE-Gehalt der Nahrung unmittelbar auf den AGE-Wert im Blutplasma ausgewirkt und diverse gesundheitliche Parameter beeinflusst hatte. So sanken unter einer AGE-armen Ernährung beispielsweise Marker für Entzündungen und oxidativen Stress, während hohe AGE-Serumkonzentrationen z. B. mit einer verminderten Insulinresistenz und einem erhöhten Risiko für kardiovaskuläre Erkrankungen korrelierten (Poulsen et al. 2013: 25 ff.).

Aufgrund eigener Recherchen sahen Poulsen et al. (2013) allerdings auch einige Kritikpunkte an den oben genannten Effekten von Glykierungsendprodukten auf die Gesundheit:

In den Vergleichsstudien zu den Auswirkungen der Ernährung mit unterschiedlichen AGE-Gehalten wurden meistens die Kochtemperatur und die Zubereitungsweise der Lebensmittel verändert. Die Studienteilnehmer, welche eine AGE-reiche Diät einhalten mussten, verzehrten überwiegend sehr stark und trocken Erhitztes (gebratenes, gegrilltes, geröstetes, gebackenes oder frittiertes Essen), während die sich AGE-arm ernährte Vergleichsgruppe nur Rohes oder schonend Erhitztes (gekochte, pochierte, dampfgegarte oder gedünstete Speisen) erhielt (Poulsen et al. 2013: Tabelle 3: „Human single meal studies with dietary AGEs" und Tabelle 4: „Human intervention studies with dietary AGEs").

Durch diese erhöhten Temperaturen steigt jedoch nicht nur der AGE-Gehalt der Nahrung, sondern es kommt auch zu vielen weiteren gesundheitlich bedenklichen Effekten:

So gibt es viele hitzelabile Vitamine (z. b. die meisten B-Vitamine, Vitamin C etc.), die durch zu hohe Temperaturen manchmal vollkommen zerstört werden. Auch andere gesundheitsförderliche Substanzen, wie die sekundären Pflanzenstoffe (z. B. Polyphenole, Glucosinolate etc.) gehen zum Teil durch Hitze verloren (Koula-Jenik et al. 2006: 37 ff.).

Gleichzeitig kann starkes Erhitzen zur Entstehung vieler toxischer Substanzen führen. So gelten beispielsweise Acrylamid und heterozyklische aromatische Amine, die sich z. B. beim Grillen, scharfem Anbraten oder Backen bilden können, als potentiell krebserregend (Koula-Jenik et al. 2006: 179 f.).

Sowohl der Verlust wichtiger Nährstoffe, als auch die erhöhte Aufnahme gesundheitlich bedenklicher Verbindungen kann einen erhöhten oxidativen Stress, Entzündungen und andere negative Konsequenzen mit sich bringen. Das macht es schwierig zu unterscheiden, ob die gesundheitlichen Beeinträchtigungen einer AGE-reichen Ernährung, welche auf vielen stark erhitzten Lebensmitteln basierte, auf die Glykierungsendprodukte selbst, oder auf die genannten anderen Folgen von erhöhten Temperaturen zurückzuführen waren (Poulsen et al. 2013: 29 f.).

2.4 Auswahl eines geeigneten AGE-Markers in Lebensmitteln

Im Folgenden sollen die Glykierungsendprodukte vorgestellt werden, die in den im Ergebnisteil vorgestellten Studien bestimmt wurden, um den Gehalt an Advanced Glycation Endproducts in Lebensmitteln beurteilen zu können.

2.4.1 CML (Carboxymethyllysin)

CML stellt das am frühesten entdeckte und am gründlichsten erforschte Glykierungsendprodukt dar. Es gibt viel Gründe dafür, dass CML das AGE ist, welches in Studien, bisher am häufigsten analysiert worden ist, wenn es darum ging, die AGE-Konzentrationen im Körper oder in Lebensmitteln zu bestimmen:
So kann CML, im Gegensatz zu vielen anderen Glykierungsendprodukten, nicht nur durch die klassische Maillard-Reaktion entstehen, sondern auch durch eine Lipidperoxidation (siehe 2.1 Bildung von AGEs). Dadurch finden sich höhere Konzentrationen, sodass die Menge an enthaltenen CML in Lebensmitteln oder in vivo einen sehr guten Parameter darstellt, um das Ausmaß der gesamten AGEs abschätzen zu können (Delgado-Andrade 2016: 46).

Aufgrund von Literaturrecherchen sah Delgado-Andrade (2016) Hinweise darauf, dass die Absorptionsrate von CML höher ist, als die von anderen Advanced Glycation Endproducts. So konnte sowohl an Human-, als auch Tierversuchen festgestellt werden, dass je mehr CML mit der Nahrung aufgenommen wurde, umso höher auch die Plasma-Konzentration, die Anreicherung in Geweben, sowie die Ausscheidung von CML über den Fäzes war. In Tierversuchen zeigte sich eine besonders hohe Akkumulation von CML in der Leber, der Niere, im Herzgewebe, sowie in Geweben, die aus viel Kollagen bestehen und eine langsame Fluktuationsrate aufweisen (z. B. Sehnen).
Die Exkretion von CML über den Urin war allerdings relativ unabhängig davon, wie viel CML aufgenommen wurde. Sie betrug ca. 15-24 % des aufgenommenen CML.
Was die Bioverfügbarkeit von CML betrifft muss zudem auch berücksichtigt werden, ob es sich um an Proteine-gebundenes CML handelt, da die fäkale Ausscheidung hier deutlich höher ausgefallen ist, als in seiner freien Form.

Wurden Ratten mit einer Mischung aus Glucose-Lysin gefüttert, was die Bildung unterschiedlicher CML-Modifikationen zulässt, war die Ausscheidungsrate am höchsten.
Folgende Abbildung stellt die Exkretion von CML über den Urin, den Fäzes und die Summe aus beiden von Ratten, die mit verschiedenen CML-Formen gefüttert und mit einer Kontrolldiät (CML-Gehalt von 30 µg pro Tag) verglichen wurden, grafisch dar (Delgado-Andrade 2016: 49 f.):

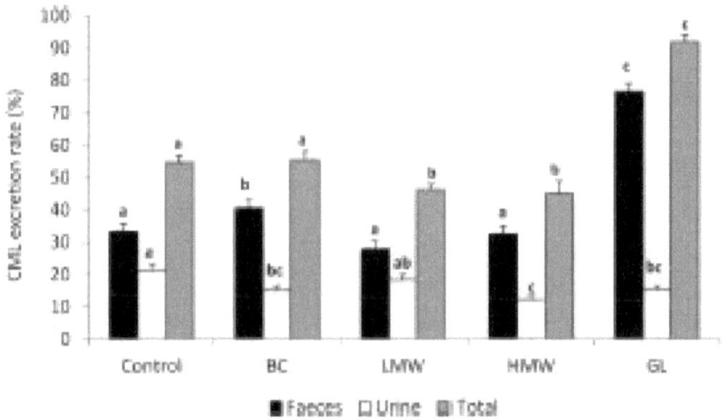

Abbildung 3: Exkretionsrate (in %) von CML über den Fäzes, den Urin und die gesamte Ausscheidung bei Ratten, die mit unterschiedlichen CML-Formen gefüttert wurden. Control= Kontrolldiät (CML-Gehalt: 30 µg); BC= Brotkruste (an Protein-gebundenes CML); LMW bzw. HMW= freie CML-Formen; GL= Glucose-Lysin (=Vorstufe unterschiedlicher CML-Formen) (Delgado-Andrade 2016: 49)

Eine Voraussetzung für das Entstehen von CML ist eine Glykierung der Aminosäure Lysin. Daher könnten Lebensmittel mit hohem Lysin-Gehalt, wie tierische Produkte, auch mehr CML enthalten. Allerdings ist nicht nur die Aminosäure Lysin anfällig für eine Modifikation, sondern auch Arginin. AGEs, welche den Ursprung in glykiertem Arginin haben werden durch das bestimmen von CML allerdings nicht berücksichtigt. Dadurch könnte der AGE-Gehalt von Backwaren oder Kaffee stark unterschätzt werden, da diese höhere Konzentrationen von Glykierungsendprodukten aufweisen, welche auf eine Reaktion von Arginin zurückgehen. Ein weiterer Kritikpunkt an CML als geeigneten Marker ist, dass wie oben beschrieben, CML nicht nur durch eine Reaktion von Lysin mit reduzierenden Zuckern entstehen kann, sondern auch eine Lipidperoxidation als Ausgangspunkt dafür möglich ist. Dadurch wird der Gesamt-AGE-Gehalt von fettreichen Nahrungsmitteln womöglich höher eingestuft, als der von fettarmen Produkten (Poulsen et al. 2013: 20).

2.4.2 MG-H1 (Methylglyoxal-Hydroimidazolon 1)

Poulsen et al. (2013) kamen aufgrund von Literaturrecherchen zu folgenden Erkenntnissen:
Methylglyoxal (MG) ist wie Glyoxal (GO) ein sehr reaktives Dicarbonyl, welches auf verschiedene Weise entstehen kann. So können Dicarbonyle nicht nur über die Maillard-Reaktion gebildet werden, sondern lediglich auch nur durch reduzierende Zucker und in Abwesenheit von Aminen (Karamellisierung). Auch lässt sich die endogene Bildung von Dicarbonylen nicht vermeiden, da die Blutglucose mit Körperproteinen ebenfalls reagieren kann.
Im weiteren Verlauf können aus den Dicarbonylen durch eine Reaktion mit Aminogruppen viele unterschiedliche AGEs entstehen. Werden hohe Werte von Dicarbonylen gemessen, kann davon ausgegangen werden, dass auch eine Vielzahl von Glykierungsendprodukten in den Lebensmitteln vorhanden ist (Poulsen et al. 2013: 14).

Degen (2013) konnte des Weiteren recherchieren, dass Methylglyoxal mit einer Argininseitenkette weiter reagiert. Dadurch entstehen die sogenannten Hydroimidazolone, aus welchen insgesamt drei Isomere hervorgehen können. Von diesen macht MG-H1 sowohl in vivo, als auch in Lebensmitteln den quantitativ größten Anteil aus.
Durch das relevante Vorkommen von Methylglyoxal-Hydroimidazolon 1, als auch durch die Tatsache, dass Arginin (und nicht wie bei CML oder CEL das Lysin) an dessen Entstehung beteiligt ist, kann dieses Glykierungsendprodukt einen relevanten Parameter darstellen, wenn es um die Einschätzung der AGE-Konzentrationen in Lebensmitteln, sowie im Körper geht (Degen 2013: 24).

2.4.3 CEL (Carboxyethyllysin)

CEL konnte sowohl im menschlichen Körper, als auch in Lebensmitteln bestimmt werden.
Wie auch CML, entsteht CEL vornehmlich durch eine Glykierung von Lysin. Allerdings reagiert diese Aminosäure nicht mit Glyoxal, sondern mit Methylglyoxal zum Glykierungsendprodukt (Poulsen et al. 2013: 15).

2.4.4 Glucose- (Glu-), Fructose- (Fru-) und Glyceraldehyd-AGEs

Glyceraldehyde fallen während der Glykolyse und bei der Verstoffwechslung von Fructose an. Aus diesen können sich in vivo AGEs bilden, die Glycer-AGEs genannt werden. Aus Glucose und Fructose können auch über die Maillard-Reaktion Advanced Glycation Endproducts gebildet werden, die auch als Glu-AGEs oder Fru-AGEs bezeichnet werden. Die Wahrscheinlichkeit, dass sich aus Glyceraldehyden Glykierungsendprodukte bilden ist allerdings deutlich höher, da sie überwiegend in einer reaktiveren Kettenform vorliegen (Takeuchi 2016: 3).
Es konnte gezeigt werden, dass durch den Konsum von Glu-AGE-reichen Lebensmitteln die Serum Glycer-AGE-Konzentrationen anstiegen. Zudem wurde in einigen Studien festgestellt, dass bestimmte Zivilisationserkrankungen, wie Diabetes mellitus, mit erhöhten Plasmaspiegeln von Glycer-AGE- einhergehen, nicht aber mit anderen Glykierungsendprodukten, wie CML oder Glu-AGEs. Daher könnten Glycer-AGEs einen guten Biomarker darstellen, um den Krankheitsverlauf zu prognostizieren (Takeuchi et al. 2015: 2).

2.5 Messmethoden von AGEs in Lebensmitteln

Aufgrund von Literaturrecherchen kamen Poulsen et al. (2013), was die Messmethoden von Glykierungsendprodukten in Lebensmitteln betrifft, zu folgenden Erkenntnissen:

Da es nicht das „eine“ Advanced Glycation Endproduct gibt, sondern unter diesen eine große, heterogene Gruppe verstanden wird, ist es bisher unmöglich alle vorhandenen

Glykierungsendprodukte in menschlichen bzw. tierischen Sekreten oder in Lebensmitteln zu messen. So existiert noch keine allgemeingültig anerkannte Messmethode. Am häufigsten wird das CML quantifiziert und zwar mit der immunologischen ELISA-Technik (Enzyme linked immunosorbent assay) oder der instrumentellen LC-MS/MS (Liquid-Chromatographie-Massenspektometrie/Massenspektometrie) (Poulsen et al. 2013: 18).

Während bei dem ELISA-Messverfahren der AGE-Gehalt von Nahrungsmitteln in kilounits (kU) pro 100 g bestimmt wird, beziehen sich die Ergebnisse des LC-MS/MS auf die AGE-Konzentration in mg/kg eines Lebensmittels oder des Gesamtproteins. Letztere Einheit trifft auch auf die Fluoreszensmethoden zu. Das macht es schwierig verschiedene Studien mit diesen unterschiedlichen Messmethoden zu vergleichen (Poulsen et al. 2013: 18).

Im Folgenden sollen die ELISA, die LC-MS/MS- und die Fluoreszens-Methode genauer beschrieben werden, da diese Verfahren auch in den im Ergebnisteil aufgeführten Studien verwendet wurden:

2.5.1 ELISA (Enzyme linked immunosorbent assay)

Bislang beruhen die meisten Bestimmungen von Advanced Glycation Endproducts auf der immunohistochemischen ELISA-Technik.

Spezifische Antikörper binden hierbei an den nachzuweisenden Stoff (Antigen) und zeigen eine mehr oder weniger ausgeprägte Farbreaktion. Diese ermöglicht es beispielsweise die Konzentration eines Antikörpers bzw. Antigens in einer Lösung (z. B. im Serum) zu bestimmen.

Der Enzyme linked immunosorbent assay hat sowohl Vorteile, als auch einige Nachteile:

So stellt die kompetitive ELISA-Methode ein schnelles Verfahren dar, welches nur wenig Laborequipment erfordert und die einzelnen Advanced Glycation Endproducts (z. B. CML) nicht extra aus den Lebensmitteln extrahiert werden müssen.

Nachteil dieser immunologischen Tests stellen die hohen Kosten für das ELISA-Kit und der Mangel an spezifischen Antikörpern (z. B. Anti-CML) dar. Durch die geringe Selektivität dieser Methode können andere Lebensmittel-Komponenten, wie Fetttröpfchen oder ALEs an den ELISA-Antikörper binden und zu fehlerhaften Ergebnissen führen (Uribarri et al. 2015: 470).

Nach Literaraturrecherchen kamen Poulsen et al. (2013) zu dem Schluss, dass folgende Aspekte beachtet werden sollten, um die Quantität der AGEs zuverlässig zu bestimmen: Die Kreuzreaktionen der Antikörper, die Epitope, sowie die exakten chemischen Strukturen, die ermittelt worden sind, sollten gründlich analysiert werden. Zudem muss jede einzelne Matrix verifiziert werden (Poulsen et al. 2013: 18).

2.5.2 Flüssigchromatographie mit Massenspektrometrie-Kopplung (LC-MS/MS)

Wegen der genannten Probleme der immunologischen Verfahren werden vermehrt auch chromatographische Methoden eingesetzt, um den Gehalt von AGEs in Lebensmitteln zu bestimmen (Uribarri et al. 2015: 470).

Dazu zählen beispielsweise die Hochleistungsflüssigkeitschromatographie (HPLC) bzw. die daraus entwickelte Ultra Performance Liquid Chromatographie (UPLC). Diese werden z. B. mit einem UV-Detektor, einem Fluoreszenzdetektor oder einem Tandem-Massenspektrometer (MS/MS) gekoppelt. Letztere Methode hat sich in Verbindung eines Flüssigkeitschromatographen (LC) als effektivstes Verfahren herausgestellt, da ein Massenspektrometer deutlich sensitiver ist als ein UV- oder Fluoreszenzdetekor und keine Derivatisierung erforderlich ist (Poulsen et al. 2013: 18).

Um den AGE-Gehalt in den Lebensmitteln bestimmen zu können, ist es bei den chromatographischen Verfahren notwendig, die einzelnen zu bestimmenden Substanzen aus dem Lebensmittel zu extrahieren. Dazu müssen viele Schritte beachtet werden, wie eine fachgerechte Vorbereitung der Probe, Reduktionsschritte, eine Hydrolyse, eine Isolation der Proteine und das Einhalten bestimmter Standards. Auch wenn die LC-MS/MS-Methode relativ aufwändig ist und teures Equipment erfordert, liefert diese Methode, unter Beachtung der erwähnten Herausforderungen, eine exakte Identifizierung und Quantifizierung von AGEs (Uribarri et al. 2015: 470).

2.5.3 Fluoreszens-Methode

Um Proteine nachzuweisen, können Fluoreszensfarbstoffe eingesetzt werden. Durch eine Reaktion zwischen freien Amino-Gruppen, wird das farblose Fluorscamin in sein stark fluoreszierendes Derivat überführt. Glykierte Proteine, die weniger freie Amino-Gruppen aufweisen, zeigen weniger Fluoreszens. Werden geeignete Standards angewendet, kann aus der Differenz zwischen glykierten und nicht glykierten Proteinen die Anzahl der glykierten Seitenketten eines Proteins ermittelt werden (Yaylayan et al. 1992).

Auch wenn diese Messmethode relativ einfach, schnell und kostengünstig ist, so weist sie einige Schwachpunkte auf.

Mit der Fluoreszens-Methode lassen sich nur UV-aktive Substanzen erfassen. Jedoch trifft diese Eigenschaft auf die meisten AGEs nicht zu, wodurch diese unentdeckt bleiben. So müssen die chemisch-physikalischen Eigenschaften des nicht-fluoreszierenden CMLs vor Anwendung dieser Messmethode zunächst durch eine Derivatisierung verändert werden (Uribarri et al. 2015: 469).

Außerdem zeigen verschiedene Fluoreszensfarbstoffe jeweils unterschiedliche Fluoreszensen, wodurch keine quantitative Kalibrierung erreicht werden kann (Thornalley 2005).

3. Methodenteil

Im Folgenden soll das methodische Vorgehen bei der Literatur- und Quellenrecherche zum Thema der Arbeit dargestellt werden.

3.1 Auswahlkriterien

Bei der Auswahl der Literatur wurde darauf geachtet, dass die Publikationen möglichst aktuell sind. Bevorzugt wurden Publikationen der letzten fünf Jahre (ab 2011) in deutscher oder englischer Sprache.

Diese Präferenz konnte allerdings nicht immer berücksichtigt werden, da einige Primärliteraturquellen schon vor längerer Zeit veröffentlicht worden sind.

Wenn vorhanden, wurden Humanstudien an Stelle von Untersuchungen an Tieren herangezogen, da erstere aussagekräftigere Ergebnisse liefern können.

Übersichtsarbeiten, wie Review-Artikel, wurden als relevanteste Literaturquelle betrachtet, da hier die Ergebnisse mehrerer Publikationen systematisch selektiert, verglichen und bewertet werden.

Um die Gehalte von Advanced Glycation Endproducts in Lebensmitteln zu recherchieren sollten die Publikationen eine möglichst große Bandbreite von Nahrungsmitteln untersuchen, damit auch Vergleiche gezogen werden können.

3.2 Vorgehensweise

In der Datenbank „PubMed“ wurde im Suchfeld „Advanced Glycation Endproducts food“ eingegeben. Um die Recherche zu verfeinern wurden die Kriterien „nur Review-Artikel der letzten fünf Jahre“ miteinbezogen. Das Ergebnis waren 41 Treffer von denen zwei ausgewählt wurden: „Uribarri et al. (2015): Dietary Advanced Glycation End Products and Their Role in Health and Disease" wurde ausgewählt, da diese umfassende Arbeit einen großen Überblick zu den Advanced Glycation Endproducts, wie der Entstehung, den Messmethoden, sowie den gesundheitlichen Auswirkungen möglich machte. Durch diese Übersichtsarbeit konnten einzelne Themen weiterverfolgt werden, indem einige Studien, auf die Uribarri et al. (2015) verwiesen hatten, weiterverfolgt wurden: Dazu zählten die Publikationen von Vlassara und Uribarri (2014), Mann et al. (2014), Macias-Cervantes et al. (2015) und Thornalley et al. (2005).

Als zweiten Treffer wurde der Review-Artikel von Delgado-Andrade (2016) ausgewählt, um mehr Informationen, über das am häufigsten bestimmte Glykierungsendprodukt; das Carboxymethyllysin, zu generieren.

Um mehr über Präventionsmöglichkeiten der Aufnahme von Advanced Glycation Endproducts zu erfahren wurde des Weiteren in Pubmed nach „glycation prevention" gesucht; mit den gleichen Auswahlkriterien wie oben beschrieben. Von den insgesamt 111 Ergebnissen wurde sich für die Übersichtsarbeit von Sadowska-Bartosz und Bartosz (2015) entschieden, da hier mehrere verschiedene Maßnahmen beschrieben worden sind und durch die Verweise der Autoren auf andere Studien, diese ebenfalls in die vorliegende Arbeit miteinbezogen wurden: Nagai et al. (2012), Ahmad et al. (2012), Jang et al. (2010), Harris et al. (2014), Yoo et al. (2010), Sompong et al. (2013), Muthenna et al. (2012), Sadowska-Bartosz et al. (2014) und Cerami et al. (1997).

Als weitere Datenbank wurde ScienceDirect genutzt. Hier wurde nach den Stichworten „Advanced Glycation Endproducts" UND „food" gesucht und auf Publikationen ab dem Jahr 2011 beschränkt. Von den 873 Treffern wurde die Studie von Schreijen et al. (2016) ausgewählt, da in dieser eine große Bandbreite von Lebensmitteln untersucht und zudem mehrere verschiedene Glykierungsendprodukte bestimmt wurden. Durch diese sehr aktuelle Publikation konnten weitere, ältere Studien nachverfolgt werden, welche ebenfalls Advanced Glycation Endproducts in einer Vielzahl von Lebensmitteln analysierten: Hierzu zählen die Untersuchungen von Uribarri et al. (2010), Hull et al. (2012) und Takeuchi et al. (2015).

In der Datenbank Web of Science Core Collection wurde nach den gleichen Stichworten und Kriterien recherchiert, wie auch in ScienceDirect. Des Weiteren wurde die Suche auf Review-Artikel begrenzt. Von den 14 Treffern fiel die Entscheidung auf die Übersichtsarbeit von Poulsen et al. (2013), da auch hier viele verschiedenen Bereiche zum Thema „Advanced Glycation Endproducts" dargestellt worden sind. Die Autoren verwiesen unter anderem auf Koschinsky et al. (1997) und Zieman und Kass (2004), welche ebenfalls in die vorliegende Arbeit miteinbezogen wurden.

Für ein tieferes Hintergrundwissen zu der Bestimmung von Advanced Glycation Endproducts über die Fluoreszensmethode wurde, ebenfalls in Web of Science Core Collection, nach „fluorescamine glycation" recherchiert. Die Suche ergab sechs Treffer, von denen die Arbeit von Yaylayan et al. (1992) ausgewählt wurde. Diese Wissenschaftler waren die ersten die diese Methode beschrieben haben, um eine Proteinglykierung zu analysieren.

Des Weiteren erfolgte eine Recherche zu den Glyceraldehyden über den Verlag Multidisciplinary Digital Publishing Institute (MDPI). Das Stichwort „glyceraldehyde" ergab 25 Treffer. Die Wahl fiel auf den Review-Artikel von Takeuchi et al. (2016), da sich diese Arbeit zusätzlich auch allgemein mit AGEs beschäftigte.

Für die Recherche von einzelnen Themengebiete wurden, zum besseren Verständnis, nur nach deutschen Quellen gesucht.

Dazu wurde im Fuldaer Informations- und Literaturportal (FILIP) der Hochschul- und Landesbibliothek Fulda nach dem Schlagwort „Advanced Glycation Endproducts" gesucht. Von den 33 Treffern im lokalen Bestand wurde die Dissertation von Leuner (2011) ausgewählt, da hier die Bildung von Gykierungsendprodukten und der Einfluss von diesen auf den menschlichen Organismus verständlich dargestellt worden sind.

Zusätzlich wurde in GoogleScholar nach den Begriffen „Dicarbonyle Methylglyoxal" recherchiert. Es konnten insgesamt 53 deutsche Publikationen seit dem Jahr 2011 ermittelt werden. Die Entscheidung fiel auf die Dissertation von Degen (2013), welche sich mit dem Vorkommen und dem metabolischen Transit alimentärer Dicarbonylverbindungen beschäftigt.

Um zu erfahren, welche Auswirkungen eine starke Erhitzung, neben der Bildung von Advanced Glycation Endproducts, auf die Inhaltsstoffe der Nahrung noch hat, wurde das Buch „Leitfaden Ernährungsmedizin" herangezogen. Ebenso konnten aus dieser Quelle Maßnahmen zur Prävention von Diabetes mellitus Typ 2 ermittelt werden.

Eigene Empfehlungen, Diskussionspunkte und Schlussfolgerungen wurden auf Basis der Ergebnisse der verwendeten Literatur entwickelt. Dabei wurden die Aussagen der Autoren verglichen und je nach Relevanz in das Fazit einbezogen.

3.3 Ergebnisse der Literaturrecherche

Durch die beschriebene Vorgehensweise konnte ausreichend Literatur für die Arbeit generiert werden.

Die Hauptquelle stellten Review-Artikel dar, in denen beispielsweise die gesundheitlichen Aspekte von Advanced Glycation Endproducts zusammengetragen wurden, sowie die vier größten Studien der letzten sechs Jahre, welche die AGE-Gehalte in Lebensmitteln untersuchten.

Für das Hintergrundwissen zu den Advanced Glycation Endproducts, welches im Literaturteil erläutert worden ist, wurden zusätzlich auch Dissertationen und einzelne Studien zu den entsprechenden Themengebieten genutzt.

Neben einer umfassenden Übersichtsarbeit wurden im Ergebnisteil „Möglichkeiten zur Senkung der AGE-Aufnahme" viele kleinere Studien miteinbezogen.

4. Ergebnis- und Diskussionsteil

4.1 AGE-Gehalte in Lebensmitteln

Neben einigen kleineren Studien, die sich mit den AGE-Gehalten in Lebensmitteln beschäftigten, gibt es bislang nur fünf größere Publikationen, welche die AGE-Gehalte von ca. 200-1500 ausgewählten Lebensmitteln und Getränken analysierten (Schreijen et al. 2016: 1146).

Im Folgenden sollen die Ergebnisse der letzten vier größeren Untersuchungen aus den Jahren 2010-2016 zum AGE-Gehalt in Lebensmitteln dargestellt werden:

4.1.1 Bestimmung der AGE-Gehalte nach Uribarri et al. (2010)

Die Studie von Uribarri et al. wurde im Jahr 2010 durchgeführt und liefert eine Datenbank von 549 Lebensmitteln; teilweise in unterschiedlichen Garzuständen. So wurden manche Proben gedämpft, gebraten (223°C), gekocht (100°C), frittiert (180°C), gebacken (230°C) oder geröstet (177°C). Auch die Dauer der Hitzeeinwirkung wurde zum Teil verändert. Außerdem wurde untersucht, welchen Effekt eine Zugabe von Fett oder Öl und ein Marinieren der Lebensmittel auf den AGE-Gehalt haben.

Es wurde das Carboxymethyllysin (CML) und als Vergleich bei einigen wenigen ausgewählten Lebensmitteln auch Derivate von Methylglyoxal (MG) mittels ELISA quantifiziert. Dabei konnte eine signifikante Korrelation zwischen den CML-und den MG-Werten festgestellt werden (Uribarri et al. 2010: 2 ff.).

Folgende Tabelle fasst die CML-Gehalte in unterschiedlichen Lebensmitteln und Garzuständen zusammen. Die Konzentrationen wurden als niedrig (100-300 kU/100 g), mäßig (300-4.000 kU/100 g) oder hoch (4.000-92.000 kU/100 g) eingestuft:

Tabelle 1: CML-Konzentrationen in kU pro 100 g Lebensmittel; eigene Darstellung nach Uribarri et al. (2010)

Lebensmittel	kU CML/100 g
Rohes oder gekochtes Obst, Gemüse und Kartoffeln, Milch, Joghurt, Backwaren (Brot, Brötchen), pochierte Eier, Eiklar, gekochter Reis, Süßungsmittel und Gewürze (z. B. Zucker, Honig, Brühe), Getränke (z. B. Cola, Säfte, Kaffee)	0-100
Einige Frühstückscerealien (z. B. Cornflakes), getoastetes Brot, gekochte Nudeln, Trockenfrüchte (z. B. Rosinen), gebratenes oder gegrilltes Gemüse	100-300
Rohes Fleisch und Fisch, Kuchen und Gebäcke (z. B. Apfelkuchen, Muffin), einige Snacks (z. B. Cracker, Maischips, Pommes frites)	300-1.000
Fettreiche Früchte (z. B. Avocados), rohe Kerne (z. B. Kürbiskerne), fettreduzierter Käse (z. B. Mozzarella light, Hüttenkäse), gekochtes oder gedämpftes Fleisch (z. B. Rind, Geflügel, Schwein), Fisch und Krustentiere in unterschiedlicher Zubereitung (z. B. Lachs, Garnelen), gebratene Eier, gekochtes Eigelb, Kartoffelchips, Cookies	1.000-4.000
Gebraten, frittiertes oder gegrilltes Fleisch (z. B. Rind, Geflügel, Schweinefleisch), geröstete Nüsse (z. B. Mandeln, Erdnüsse), vollfett Schnitt- und Weichkäse (z. B. Feta, Brie), fettreduzierte Margarine, Majonäise, einige Gerichte (z. B. Pizza)	4.000-10.000
Viele Öle (z. B. Olivenöl), Fette (Margarine, Butter), Parmesan, manche stark erhitzte Fleischwaren (z. B. Bacon)	10.000-92.000

Besonders fetthaltige Lebensmittel, die gleichzeitig hohe Proteingehalte aufweisen, zeigten sich als eine der größten AGE-Quellen. Dazu zählen beispielsweise tierische Produkte wie Fleisch, Fisch, Eier und fettreiche Milchprodukte, aber auch Nüsse und pflanzliche Speiseöle. Dagegen wiesen kohlenhydratlastige, fettarme Produkte, wie Getreide, Obst oder Gemüse, Süßungsmittel (z. B. Honig), sowie fettarme Milchprodukte und Getränke (z. B. Kaffee) vergleichsweise geringe CML-Konzentrationen auf (Uribarri et al. 2010: 3 f.).

Es konnte zudem gezeigt werden, dass sich die AGE-Gehalte in den Lebensmitteln auch durch die Lebensmittelverarbeitung signifikant beeinflussen lassen. So führten besonders trockene Erhitzungsvorgänge, wie Braten, Backen oder Grillen zu einer Erhöhung der Gehalte. Je länger die Kochzeit und je höher die Kochtemperatur, umso mehr Advanced Glycation Endproducts bildeten sich. Die Lebensmittel, bei denen auch im Rohzustand relativ hohe CML-Gehalte gemessen wurden (z. B. Fleisch, Nüsse), neigten eher zu einer Bildung neuer Glykierungsendprodukte durch die Verarbeitung, als diejenigen, die ohnehin niedrige Werte aufwiesen (z. B. Obst, Gemüse, Getreide). Auch die Zugabe von Ölen und Fetten erhöhte die CML-Werte. Das Marinieren in sauren Flüssigkeiten, wie Zitronensaft oder Essig führte zum Abfall der Konzentrationen in den Lebensmitteln. Auch die Zugabe des AGE-Inhibitors Aminoguanidin verminderte die AGE-Gehalte. Das Antioxidans Butylhydroxytoluol (BHT) zeigte dagegen keine Wirkung (Uribarri et al. 2010: 1, 5).

Folgende Abbildung stellt dar, wie sich durch unterschiedliche Zubereitungen der CML-Gehalt in Rindfleisch verändert:

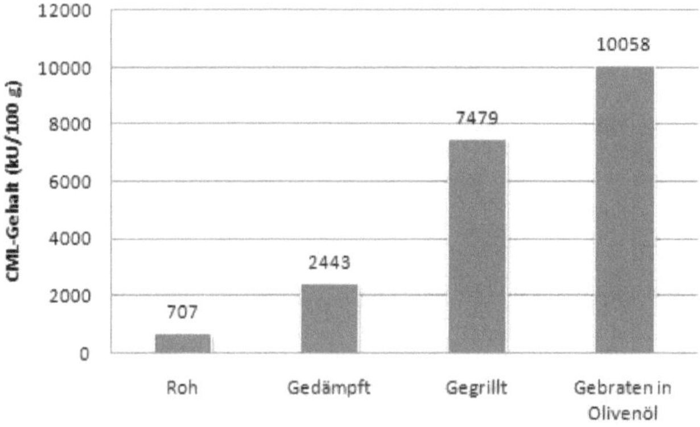

Abbildung 4: Gehalt an CML, gemessen in kU/100 g in unterschiedlichen Rindfleisch-Zubereitungen, eigene Darstellung nach Uribarri et al. (2010)

4.1.2 Bestimmung der AGE-Gehalte nach Hull et al. (2012)

In dieser Studie wurden die Konzentrationen von CML mittels UPLC–MS/MS pro 100 g eines Lebensmittels und pro mol Lysin, sowie der CML-Gehalt pro kg Protein mit der Fluoreszens-Methode (mit Fluorescamin als Fluorophor) bestimmt. Insgesamt wurden

257 Lebensmittel einer typischen westlichen Ernährung analysiert, welche teilweise auch verschiedenen Erhitzungsverfahren unterzogen wurden (Hull et al. 2012: 171).

Als am relevantesten bezüglich der Aussagekraft der CML-Konzentration wurde die Betrachtung des CML-Gehalts pro 100 g eines Lebensmittels angesehen (Hull et al. 2012: 172). In den meisten Fällen korrelierte dieser Wert mit dem CML-Anteil pro kg Protein. Eine Ausnahme stellte hier besonders raffiniertes Pflanzenöl dar, bei welchem zwar hohe Werte für CML/kg Protein ermittelt wurden (181.937,52 mg), der CML-Gehalt pro 100 g des Öls jedoch sehr gering ausfiel (0,18 mg) (Hull et al. 2012: 174).

Im Durchschnitt enthielten die getesteten Lebensmittel pro 100 g 1,05 mg CML, 5,02 mmol CML/Lysin und 123 mg CML/kg Protein (Hull et al. 2012: 171).

Hohe Konzentrationen an CML (sowohl pro 100 g des Lebensmittels an sich, als auch pro kg Protein und pro mol Lysin) fanden sich in getoastetem Brot, Gebäck, Cerealien, Süßigkeiten und Snacks. Auch manche Fischsorten, wie Makrele und Lachs und wenige Fleischzubereitungen (z. B. Schweinefleischpastete) hatten hohe Gehalte. Insbesondere Döner Kebab, diverse Frühstücksflocken, Schokoriegel, Shortbread, Erdnussbutter, sowie Lachs aus der Dose fielen durch besonders hohe CML-Werte (>4,0 mg CML/100 g) auf.

Die niedrigsten Konzentrationen an CML (<0,3 mg CML/100g Lebensmittel) ließen sich dagegen bei Obst, Gemüse, Kartoffeln und Kartoffelzubereitungen, Kaffee, Milch, rohen Eiern, stärkehaltigen Grundnahrungsmittel (z. B. Reis) und Zubereitungen daraus (z. B. Lasagne), Ölen und Fetten, Würzsaucen sowie in einigen Fleischzubereitungen (z. B. Weißwurst), in unpanierten Kabeljau und in gekochten Garnelen finden.

Mittlere CML-Gehalte (0,3-2,0 mg CML/100 g) wurden bei den meisten Fleisch- und Fischsorten, sowie Zubereitungen aus diesen, in Milchprodukten wie Käse, erhitzen Eiern, Feingebäck (z. B. Kuchen), Brot, Suppen, manchen Süßigkeiten und in Pizza Margherita festgestellt (Hull et al. 2012: Datei-Anhang über die Einzelanalysen der Lebensmittel).

Folgende Tabelle gibt einen Überblick über Lebensmittel mit niedrigen (grün), mäßigen (gelb), bzw. hohen (rot) CML-Gehalten pro 100 g:

Tabelle 2: CML-Konzentrationen in mg pro 100 g Lebensmittel; eigene Darstellung nach Hull et al. (2012)

Lebensmittel	mg CML/100 g
Öle (z. B. Olivenöl), Butter, Margarine, Kaffee , Senf, Obst und Gemüse, Kartoffeln und Kartoffelzubereitungen (z. B. Pommes frites), rohe Eier, Milch, unpanierter Kabeljau (gebraten/gegrillt/pochiert)	**0,0-0,1**
Raffiniertes Pflanzenöl, Würzsaucen (z. B. Tomatenketchup), stärkehaltige Grundnahrungsmittel (z. B. Reis) und Zubereitungen daraus (z. B. Lasagne), einige Fleischzubereitungen (z. B. Weißwurst), Garnelen (gekocht), Rindersteak (blutig und medium gebraten)	**0,1-0,3**
Gebraten, frittiertes, gekochtes oder gegrilltes Fleisch aus Rind, Hühnchen, Lamm oder Schweinefleisch, Kabeljau (paniert und gebraten), einige Fleischgerichte (z. B. Chili Con Carne), einige Milchprodukte (z. B. Mozzarella), gebratene Eier, Weißbrot, Kuchen (z. B. Käsekuchen), Suppen (z. B. Linsensuppe)	**0,3-1,0**
Panierte und gebackene Hühnchenstücke, Salami, einige Käsesorten (z. B. Parmesan), viele Backwaren (z. B. Donuts), getoastetes/frittiertes Weißbrot, Vollkornbrot, manche Süßigkeiten (z. B. Mars-Schokoriegel), Pizza Margherita	**1,0-2,0**
Hühnchenfleisch als Auflauf, manche Fleischzubereitungen (z. B. Schweinefleischpastete), Makrele und Lachs (gegrillt), Kekse, getoastetes Vollkornbrot, die meisten Frühstückscerealien, einige Süßigkeiten und Snacks (z. B. Schokolade)	**2,0-4,0**
Döner Kebab, manche Frühstückscerealien (z. B. Special K), einige Schokoriegel (z. B. Bounty), Shortbread, Erdnussbutter, Lachs aus der Dose	**4,0-42,39**

Dass fettreicher Fisch, wie Makrele und Lachs im Gegensatz zu fettarmen Fischsorten (z. B. Kabeljau) oder auch anderen tierischen Produkten hohe CML-Werte aufwies, erklären die Forscher damit, dass Fettfisch einen hohen Anteil an mehrfach ungesättigten Fettsäuren besitzt. Diese Fettsäuren sind sehr oxidationsempfindlich und steigern dadurch das Risiko für eine CML-Bildung durch Lipidperoxidation (Hull et al. 2012: 173).

Allgemein konnte festgestellt werden, dass durch trockene Erhitzungsprozesse unter hohen Temperaturen (wie z. B. Backen, Grillen und Frittieren), im Gegensatz zu Kochmethoden mit niedrigeren Temperaturen und höherer Feuchtigkeit (wie z. B. Dämpfen oder Pochieren), der CML-Gehalt in den Lebensmitteln deutlich anstieg (Hull et al. 2012: 172 f.).

Außerdem erhöhte das vorherige Panieren, sowie das Garen von Fisch und Fleisch in einer Sauce statt in Wasser die CML-Konzentrationen. Dies könnte dadurch begründet werden, dass die in Sauce oder in Paniermehl enthaltenen reduzierenden Zucker mit dem Eiweiß aus z. B. Hühnchenfleisch reagieren und sich dadurch vermehrt AGEs bilden (Hull et al. 2012: 173).

4.1.3 Bestimmung der AGE-Gehalte nach Takeuchi et al. (2015)

Takeuchi et al. analysierten, mittels ELISA-Verfahren, neben dem CML auch Glykierungsendprodukte, die durch eine Reaktion von Aminosäuren mit Glucose (Glu-AGEs), Fructose (Fru-AGEs) oder Glyceraldehyden (Glycer-AGEs) gebildet werden. Die einzelnen AGE-Gehalte von insgesamt 1650 Lebensmitteln und Getränken, gemessen in units (U), bezogen sich auf üblich angesehene Portionsgrößen in Japan, welche vom „Japanese Agricultural Standard“ (JAS) 2009 festgelegt worden sind (Takeuchi et al. 2015: 1, 6).

Den mit Abstand größten Anteil machten dabei die Glu-AGEs aus (>82 %), gefolgt von Fru-AGEs (2-15 %). Auf die CML und Glycer-AGEs fielen dagegen lediglich weniger als 3 % der gesamten analysierten Glykierungsendprodukte. Daher wurden insbesondere Lebensmittel und Getränke mit besonders hohen Werten an Glu-AGEs näher betrachtet (Takeuchi et al. 2015: 1 f.).

Es konnte gezeigt werden, dass besonders trocken-erhitzte Snacks (z. B. Riegel aus Sojamehl und Trockenfrüchten) hohe Werte (>100.000 units pro Portion) aufweisen. Die Forscher begründeten dies mit dem in diesen Lebensmitteln vorhandenen hohen Zuckergehalt (z. B. durch die Trockenfrüchte) in Kombination mit dem sehr lysinreichen Sojamehl. Durch die Hitzeeinwirkung bei der Herstellung können diese beiden Inhaltsstoffe miteinander zu Advanced Glycation Endproducts reagieren.

23 % der getesteten Lebensmittel wiesen mit einem Glu-AGE-Gehalt von über 20.000 U pro Portion allerdings immer noch hohe Werte auf. Dazu zählten Trockenfrüchte, gebratene Nudeln, Kuchen und zubereitete Gerichte, wie Gratins oder Reisgerichte. Geringe Glu-AGE-Konzentrationen (<20.000 U/Portion) hatten dagegen frisches Obst, Gemüse, Milchprodukte, Hülsenfrüchte, Nüsse und Ölsamen oder Getreideprodukte wie Reis oder Haferflocken (Takeuchi et al. 2015: 7).

Bei den Getränken fielen insbesondere Drinks mit Milchsäurebakterien durch sehr hohe Glu-AGE-Konzentrationen von über 100.000 U pro Flasche auf. Als Grund dafür vermuteten die Wissenschaftler, dass diese Getränke High-Fructose-Corn-Syrup (HFCS) und entrahmte Milch enthalten, welche sowohl reich an reduzierenden Zuckern und Aminosäuren sind und durch die Hitzeeinwirkung beim Herstellungsprozess äußerst anfällig für eine AGE-Bildung werden. Auch kohlensäurehaltige Getränke, mit Zucker gesüßte und gemischte Fruchtsäfte, sowie Sportdrinks enthielten hohe Glu-AGE-Konzentrationen (>30.000 U/Flasche). Lediglich Kaffee, Tee, Karottensaft, Milch, Sojamilch und alkoholische Getränke hatten mit unter 20.000 units pro Flasche geringere Glu-AGE-Gehalte (Takeuchi et al. 2015: 6).

Die Abbildungen 1 und 2 stellen die AGE-Konzentrationen in den untersuchten Lebensmitteln grafisch dar:

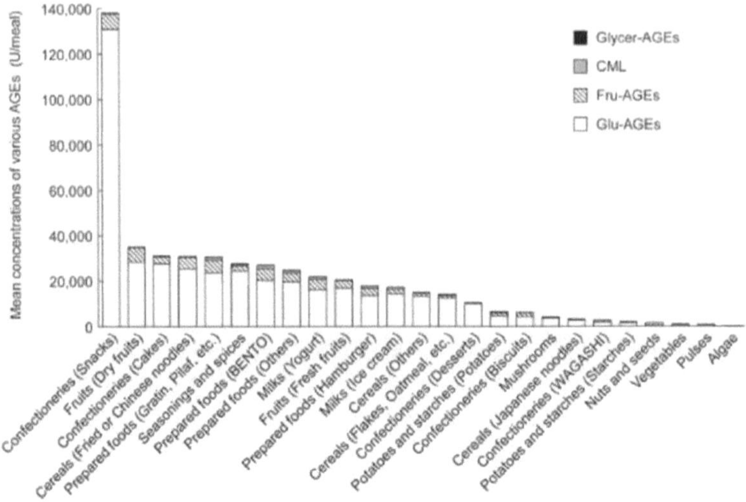

Abbildung 5: Konzentrationen verschiedener AGEs (Glu-AGEs, Fru-AGEs, CML, und Glycer-AGEs) in von Japanern häufig konsumierten Getränken. Die AGE-Gehalte, gemessen in units (U), beziehen sich auf üblich angesehene Portionsgrößen in Japan, welche 2009 vom „Japanese Agricultural Standard“ (JAS) festgelegt wurden (Takeuchi et al. 2015).

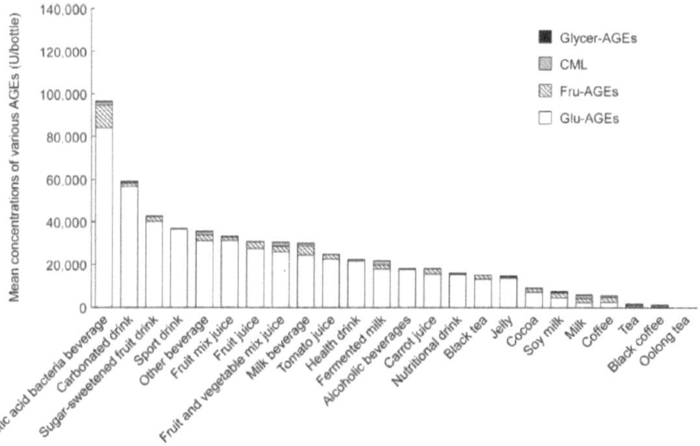

Abbildung 6: Konzentrationen verschiedener AGEs (Glu-AGEs, Fru-AGEs, CML, und Glycer-AGEs) in von Japanern häufig konsumierten Getränken. Die AGE-Gehalte, gemessen in units (U), beziehen sich auf üblich angesehene Portionsgrößen in Japan (65 ml-500 ml)(Takeuchi et al. 2015).

Besonders in dem Aspekt, dass Takeuchi et al. (2015) bei proteinarmen, zuckerreichen Lebensmitteln, wie Trockenfrüchten oder Säften, hohe AGE-Konzentrationen aufzeigten, stellt einen wesentlichen Unterschied der bisherigen Studien dar. Ob auch Abweichungen der AGE-Gehalte in Fleisch, Fisch, Eiern, Käse und Fetten bestehen, kann nicht beurteilt werden, da diese Lebensmittel von Takeuchi et al. (2015) nicht analysiert wurden.

4.1.4 Bestimmung der AGE-Gehalte nach Schreijen et al. (2016)

Schreijen et al. (2016) analysierten die Konzentrationen von CML, CEL und MG-H1 in 190 Lebensmitteln, welche unterschiedlichen Zubereitungsmethoden unterzogen wurden. Dafür verwendeten die Wissenschaftler das UPLC-MS/MS. Um diese Messmethode zu validieren, wurden die Intra- und Inter-Assay-Variationskoeffizienten bestimmt. Diese Werte geben Auskunft über die Wiederholbarkeit bzw. die

Reproduzierbarkeit und lagen bei 2-29 %, was einer guten Validierung entspricht (Schreijen et al. 2016: 1146 f.).

In folgender Tabelle wurden die untersuchten Lebensmittel in Gruppen mit niedrigen (grün), mäßigen (gelb) oder hohen (rot) CML, CEL und/oder MG-H1-Werten zusammengetragen:

Tabelle 3: CML, CEL und MG-H1-Konzentrationen in mg pro 100 g Lebensmittel; eigene Darstellung nach Schreijen et al. (2016)

Lebensmittel	AGE-Gehalt/100 g
• Obst, Gemüse und Kartoffeln in unterschiedlichen Garzuständen und Zubereitungsformen • Milch- und Milchprodukte (z. B. Käse, Joghurt) Öle und Fette (z. B. Butter) • Würzsoßen (z. B. Ketchup) • Getränke (z. B. Cola, Säfte, Kaffee) • Brot und Brötchen (ungetoastet) • Reis und Nudeln (gekocht) • Rohes bzw. nur kurz oder schonend erhitztes Fleisch, Fisch, Eier und Tofu • Die meisten gemischten Gerichte (z. B. Pizza)	0,00-0,99 mg CML **und/oder** 0,00-0,99 mg CEL **und/oder** 0,00-4,99 mg MG-H1
• Pikante Snacks (z. B. Reiscracker) • Getostetes oder trocken erhitztes Brot (z. B. Knäckebrot) • Einige Kuchen und süßen Gebäcke (z. B. Croissant) • Schokolade und Schokoriegel • stark erhitzte Fleischwaren (z. B. frittierter Bacon)	1,00-1,99 mg CML **und/oder** 1,00-1,99 mg CEL **und/oder** 5,00-14,99 mg MG-H1
• (Geröstete) Nüsse bzw. Produkte, die diese enthalten (z. B. Erdnussbutter) • Einige Frühstückscerealien (z. B. „Miniwheats") • Manche süßen Kekse (z. B. Spekulatius, Zwieback) • Fleisch und Fisch aus der Konserve (z. B. Frankfurter, Lachs)	2,00-5,00 mg CML **und/oder** 2,00-5,00 mg CEL **und/oder** 15,00-30,00 mg MG-H1

Die höchsten AGE-Werte (CML, CEL und MG-H1) konnten bei erhitzten Lebensmitteln festgestellt werden. Besonders Speisen die längerer Hitzeeinwirkung oder hohen Temperaturen ausgesetzt, gebacken oder industriell konserviert wurden waren hiervon betroffen. Insbesondere (geröstete) Nüsse und Produkte, die diese enthalten, sowie süße, trocken erhitzte Getreideprodukte, wiesen höhere AGE-Konzentrationen auf. Dazu zählten beispielsweise Kekse, Zwieback, bestimmte Frühstückscerealien, Erdnüsse oder Erdnussbutter. Als „hoch" bewertet wurden CML-Gehalte von 2-5 mg/100 g, bei CEL-Gehalte von 2-7 mg/100 g und MG-H1-Gehalte von 15-30 mg/100 g der entsprechenden Lebensmittel.

Unerhitzte oder nur kurz erhitzte Lebensmittel mit niedrigem Protein- und/oder Kohlenhydratanteil und/oder hohem Wassergehalt hatten im Allgemeinen nur sehr geringe bzw. vernachlässigbare AGE-Gehalte. Dazu zählten beispielsweise Obst, Gemüse, Kartoffeln, Milchprodukte (z. B. Käse, Joghurt), Fette, wie Butter oder Olivenöl, Getränke, wie Kaffee oder Säfte und Würzsoßen (z. B. Ketchup). Auch wenn diese Lebensmittel erhitzt wurden stieg der AGE-Gehalt nur unwesentlich. Die AGE-Konzentrationen in Getreideprodukten, wie Brot, Nudeln oder Reis, sowie in Fleisch, Fisch, Eiern und Tofu waren ebenfalls sehr niedrig. Wurden diese Lebensmittel allerdings unter trockener, langer Erhitzung bei hohen Temperaturen zubereitet, stiegen deren Gehalte auf mittlere bzw. sogar hohe Werte an. Dazu zählten z. B. Reiscracker, süße Gebäcke und frittierter Bacon. Aber auch Schokolade und Schokoriegel wiesen mäßige AGE-Gehalte auf.

Wie auch Hull et al. (2012) feststellen konnte, zeigte sich ebenso in dieser Studie, dass der Fettgehalt der Lebensmittel keinen Einfluss auf die AGE-Gehalte hatte. So unterschieden sich beispielsweise fettarme und fettreiche Milchprodukte nicht in ihren AGE-Konzentrationen und Lebensmittel, die fast ausschließlich aus Fett bestehen, wie beispielsweise Olivenöl oder Butter, wiesen sogar einen AGE-Gehalt von (nahezu) 0 mg/100 g auf (vgl. Schreijen et al. 2016: Datei-Anhang über die Einzelanalysen der Lebensmittel).

Nachfolgende Grafik soll darstellen, wie sich durch gezielte Lebensmittelauswahl AGE-reiche Lebensmittel durch AGE-ärmere Varianten ersetzen lassen:

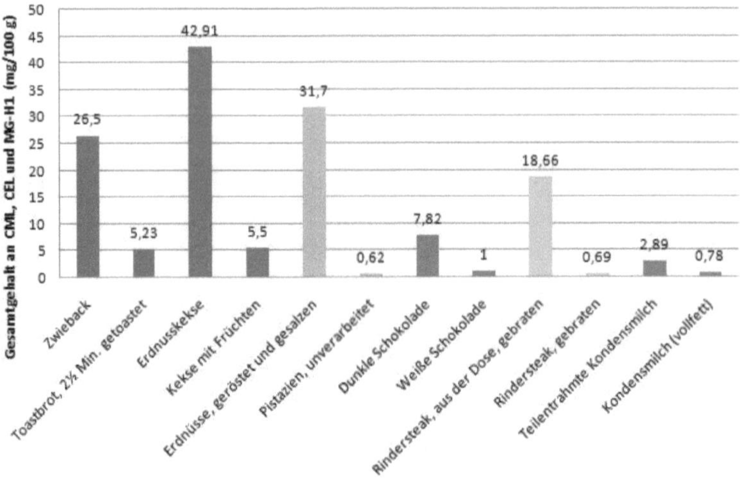

Abbildung 7: Gesamtgehalt an CML, CEL und MG-H1, gemessen in mg/100 g der jeweiligen Lebensmittel. Vergleich von AGE-reichen mit AGE-ärmeren Lebensmittelvarianten; eigene Darstellung nach Schreijen et al. (2016).

4.1.5 Diskussion der Studien zu den AGE-Gehalten in Lebensmitteln

Zusammenfassend kam die Autorin zu dem Schluss, dass es am besten ist, möglichst viele verschiedene Advanced Glycation Endproducts in den Lebensmitteln zu bestimmen, da jedes Glykierungsendprodukt aus unterschiedlichen Vorstufen gebildet werden kann. So erfassen CML und CEL eine Glykierung von Lysin, während MG-H1 einen Hinweis auf glykiertes Arginin gibt. Auch reagieren diese glykierten Aminosäuren mit verschiedenen Dicarbonylen weiter; bei CML ist es das Glyoxal, bei CEL und MG-H1 ist es das Methylglyoxal.
Die Betrachtung von Glu-AGEs hat wiederum den Vorteil eine Akkumulation von Glycer-AGEs im Körper einzuschätzen.

Uribarri et al. (2010) und Hull et al. (2012) bestimmten ausschließlich das CML, nicht aber andere Glykierungsendprodukte. Der gesamte AGE-Gehalt einiger Lebensmittel könnte dadurch über-, als auch unterschätzt worden sein. So ist nicht nur die Aminosäure Lysin anfällig für eine Modifikation, sondern auch Arginin. AGEs, welche den Ursprung in glykiertem Arginin haben, werden durch das Bestimmen von CML allerdings nicht berücksichtigt. Dadurch könnte der AGE-Gehalt von Backwaren oder Kaffee, die reich an Arginin, nicht aber Lysin sind, stark unterschätzt worden sein (Poulsen et al. 2013: 20).

Uribarri et al. (2010) und Takeuchi et al. (2015) verwendeten zur Bestimmung der AGE-Gehalte den ELISA (Enzyme linked immunosorbent assay). In beiden Untersuchungen wurden allerdings die Schwierigkeiten, die diese Messmethode mit sich bringt (siehe 2.5.1 ELISA) nicht alle beachtet. So handelte es sich beispielsweise bei Uribarri et al. (2010) mit großer Sicherheit um einen Messfehler durch den Matrix-Effekt, wenn für fettreiche Lebensmittel, wie z. B. Olivenöl, sehr hohe CML-Werte ermittelt worden sind, da eine AGE-Bildung über die Maillard-Reaktion, durch den sehr geringen Protein- und Kohlenhydratgehalt dieses Lebensmittels kaum zustande hätte kommen können. Daher sollten in beiden Studien die Werte mit instrumentellen Analysen überprüft werden (Poulsen et al. 2013: 18).

Schreijen et al. berücksichtigten die Kritikpunkte der vorhergehenden Studien, indem sie neben dem CML-Gehalt auch die Konzentrationen von CEL und MG-H1 bestimmten. Dadurch konnte der Glykierungsprozess von verschiedenen Aminosäuren und Dicarbonylen analysiert werden. Die Werte wurden zudem nicht mit dem ELISA-Verfahren gemessen, sondern mit einem UPLC-MS/MS, welche eine exaktere Identifizierung und Quantifizierung der Advanced Glycation Endproducts erlaubte.

Auch Hull et al. (2012) nutzte diese Messmethode, was von der Autorin als positiv angesehen wird; vor allem weil in beiden Studien die dafür notwendigen Bedingungen eingehalten worden sind. Zudem wird an dieser Studie positiv bewertet, dass hier auch der CML-Gehalt pro kg Protein analysiert wurde. Dadurch zeigt sich das Ausmaß der glykierten Proteine eines Lebensmittels; unabhängig davon, wie hoch der Proteingehalt eines Lebensmittels ist. So könnte es sein, dass auch proteinarme Nahrungsmittel einen hohen Anteil an glykiertem Lysin haben, während Proteinreiches zwar auf 100 g des Lebensmittels gesehen hohe CML-Werte aufweist, der absolute Prozentsatz an verändertem Lysin allerdings eher gering ist. Wenn der Anteil an glykiertem Protein gering ausfällt, der CML-Gehalt pro 100 g des Lebensmittels aber hoch ist, so kann auch abgeschätzt, ob die höheren Konzentration durch Lipidperoxidation zustande gekommen sind.

Takeuchi et al. (2015) legte den Fokus auf den Gehalt an Glu-AGEs in Lebensmitteln. Die Autorin bewertet dies als eine interessante Sichtweise, da gezeigt werden konnte, dass besonders zuckerreiche Lebensmittel hohe Konzentrationen an diesen Glykierungsendprodukten aufgewiesen haben, auch wenn der Proteingehalt dieser Nahrungsmittel sehr gering war. Wenn der Gehalt an Monosacchariden sehr hoch ist, können folglich auch Lebensmittel mit einem sehr niedrigen Proteingehalt hohe AGE-Werte aufweisen. Diese Tatsache konnte in den anderen Studien, die den Gehalt an CML, CEL und/oder MG-H1 bestimmten, nicht festgestellt werden. Bei diesen fielen lediglich Lebensmittel durch hohe AGE-Werte auf, die auch ein gewisses Maß an Proteinen enthalten. Durch die Betrachtung aller genannten Glykierungsendprodukte könnten somit Lücken geschlossen werden.
Durch die Betrachtung von Glu-AGEs könnte zudem das Ausmaß der in vivo-Vorgänge, bei der hohe Zuckerkonzentrationen mit Körperproteinen reagieren besser beurteilt werden.
Schwachstellen an der Studie von Takeuchi et al. (2015) sieht die Autorin in folgenden Punkten:
Die genaue Portionsgröße blieb bei den meisten getesteten Lebensmitteln unklar und jeder Mensch sieht unterschiedliche Mengen als „übliche Portionsgröße“ an. Diese unspezifische Angabe macht es wiederum schwer die Werte mit denen von anderen Untersuchungen zu vergleichen. Daher wäre es hilfreich gewesen, die analysierten AGE-Gehalte nicht nur pro Portion anzugeben, sondern auch pro 100 g der entsprechenden Lebensmittel.
Außerdem wurde in dieser Studie nicht untersucht, wie sich die AGE-Gehalte der einzelnen Lebensmittel durch (unterschiedliche) Erhitzungsprozesse verändern. Dieser Aspekt ist jedoch in der Praxis wichtig zu wissen, da die meisten Lebensmittel nicht roh und unverarbeitet gegessen werden und aus anderen Studien bekannt ist, dass die Kochart, -dauer und - temperatur ein äußerst entscheidendes Kriterium für das Ausmaß der AGE-Konzentrationen ist.

Des Weiteren wurden nur unspezifische AGE-Obergruppen, wie die Glu-AGEs, untersucht und nicht die genauen AGE-Modifikationen (z. B. Crossline oder Pentosidine). So bleibt unklar, welche von diesen genau für die höheren Glu-AGEs verantwortlich gewesen ist.

Die Autorin bewertet unter Berücksichtigung aller dieser genannten Aspekte die Studie von Schreijen et al. (2016) als am besten geeignet, um den AGE-Gehalt in

Lebensmitteln abzuschätzen und gibt die Empfehlung, die Ergebnisse dieser Wissenschaftler vorrangig in der Ernährungspraxis heran zu ziehen.

4.2 Möglichkeiten zur Senkung der AGE-Aufnahme

4.2.1 Ernährungsbezogene Ansätze

Die folgenden alimentären Ansätze, um eine Belastung mit Advanced Glycation Endproducts im menschlichen Körper möglichst gering zu halten, sind Schlussfolgerungen der Autorin, die sie aus den oben beschriebenen Studien gewinnen konnte:

Wie im vorherigen Kapitel beschrieben wurde, konnte gezeigt werden, dass manche Lebensmittel bzw. Zubereitungsmethoden deutlich höhere AGE-Konzentrationen mit sich bringen als andere. Auch wenn sich die einzelnen Studien bezüglich der AGE-Gehalte einzelner Lebensmittel unterschieden, so waren sich die Wissenschaftler auch in manchen Punkten einig (siehe auch 5. Zusammenfassung).

Um eine AGE-arme Ernährung zu realisieren, sollte in erster Linie auf schonende Zubereitungsmethoden geachtet werden. Dazu zählen Kochen in Wasser, Dämpfen, Dampfgaren und Pochieren. Lebensmittel, die lange und bei hohen Temperaturen unter trockenen Bedingungen (z. B. Braten, Grillen, Frittieren oder Backen) erhitzt wurden, sollten hingegen eingeschränkt werden. Zudem sollte reichlich frisches Obst und Gemüse, Kartoffeln, Hülsenfrüchte und Milchprodukte auf dem Speiseplan stehen. Auch Getreide, Nüsse, Fleisch, Fisch und Eier können Bestandteil einer AGE-armen Kost sein, wenn sie schonend erhitzt werden (siehe oben). Bei Backwaren, wie Brot oder Gebäck, Süßigkeiten und Snacks, v. a. solchen die Schokolade und Erdnüsse enthalten, sowie bei Frühstückscerealien und konservierten Fleisch- und Fischwaren gilt dagegen weitestgehender Verzicht, um eine AGE-arme Diät zu erzielen.

Außerdem könnte eine AGE-Bildung durch die Zugabe einer sauren Flüssigkeit, wie Essig oder Zitronensaft vermindert werden (vgl. Uribarri et al. 2010: 5), wohingegen ein

Panieren und Kochen in Saucen statt in Wasser vermieden werden sollte, da diese Kochtechniken eine CML-Entstehung fördern (vgl. Hull et al. 2012: 173).

Weiterhin sollte die Ernährung darauf ausgerichtet sein Diabetes mellitus Typ 2 zu verhindern, da dauerhaft erhöhte Blutzuckerwerte, die mit dieser Erkrankung einhergehen, die endogene AGE-Bildung fördern (Leuner 2011: 2 f.).

Wichtigste Präventionsmaßnahme stellt die Vermeidung bzw. der Abbau von Übergewicht dar, da ca. 80 % aller Diabetes-Patienten einen zu hohen BMI aufweisen.

Dazu sollte darauf geachtet werden, dass die täglich benötigte Energiemenge nicht überschritten wird. Des Weiteren sollten Lebensmittel mit einem hohen glykämischen Index (z. B. zuckergesüßte Getränke, Weißmehlprodukte) vermieden und die Ballaststoffzufuhr erhöht werden (Koula-Jenik et al. 2006: 457 f.).

4.2.2 Medikamentöse Ansätze

Mittlerweile wurden einige Substanzen entdeckt, die eine AGE-Bildung hemmen oder bereits gebildete Advanced Glycation Endproducts eliminieren konnten. Sadowska-Bartosz und Bartosz recherchierten, dass manche davon als Medikamente produziert und zum Teil auch patentiert worden sind (z. B. Aminoguanidin, Pioglitazon und Pentoxifyllin) (Sadowska-Bartosz und Bartosz 2015: 3313).

Es konnte gezeigt werden, dass Aminoguanidine und Pyridoxine reaktive Intermediärprodukte der Maillard-Reaktion abfingen und dadurch eine weitere Umlagerung zu AGEs verhinderten. Außerdem verringerte die Gabe dieser beiden Substanzen den Cholesterin- und den Triglyceridspiegel bei Ratten mit Diabetes, was einen Schutz vor vaskulären Komplikationen bedeuten kann. Allerdings mussten Aminoguanidine für eine ausreichende Wirkung hoch dosiert werden, was gleichzeitig einen Vitamin B_6-Mangel begünstigt. Ein weiteres Problem bei der Wirkungsweise dieser Verbindungen ist, dass man bislang nicht weiß, was mit den abgefangenen Amadoriprodukten weiterhin geschieht (Nagai et al. 2012: 549).

Des Weiteren wurden Substanzen entdeckt, die bereits vorhandene Quervernetzungen von Proteinen (sogenannte Cross-links) zerstören und dadurch eine AGE-Kumulation

vermeiden konnten. Dazu zählten z. B. Phenacylthiazolium bromide und dessen Derivat Alagebrium (ALT-711), welche ebenso wie Aminoguanidin bereits in klinischen Versuchen getestet worden sind (Nagai et al. 2012: 552 ff.).
Auch die meisten Medikamente, die bei Diabetes Typ 2 eingesetzt werden, wie Pioglitazon und Metformin, bestimmte entzündungs- und gerinnungshemmende Arzneimittel, wie Aspirin oder Pentoxifyllin, sowie Chelatoren von Metall-Ionen (z. B. Desferoxamin und Penicillamin) zeigten eine vor einer AGE-Bildung schützende Wirkung. Diese Arzneimittel werden mittlerweile in der klinischen Praxis eingesetzt.

Sadowska-Bartosz und Bartosz (2015) kamen zu dem Schluss, dass der Fokus zukünftiger Forschungen auf nicht toxische Substanzen gelegt werden sollte. Diese sollten sowohl eine AGE-Bildung verhindern können, als auch als Metall-Ionen-Chelatoren fungieren und eine lange Halbwertszeit in vivo besitzen (Sadowska-Bartosz und Bartosz 2015: 3313).

4.2.3 Natürliche Substanzen, die die Bildung von AGEs hemmen

Da synthetische Substanzen meist mit vielen Nebenwirkungen einhergehen und zudem recht teuer sein können, besteht großes Interesse darin, AGE-Hemmer natürlichen Ursprungs zu untersuchen (Uribarri et al. 2015: 467).

Nach Literaturrecherche kamen Sadowska-Bartosz und Bartosz zu dem Ergebnis, dass unter den natürlichen Substanzen Antioxidantien, wie Vitamin C, Vitamin E und bestimmte sekundäre Pflanzenstoffe vor einer Proteinglykierung schützen können.

Besonders Polyphenole hatten eine starke antioxidative Wirkung und zeigten in vitro größtenteils auch ein hohes Potential AGE-Bildungen zu hemmen. Den größten Anteil der Polyphenole in der täglichen Ernährung stellen die Phenolsäuren (v. a. Kaffeesäuren), die Flavonoide und die Anthozyane dar (Sadowska-Bartosz und Bartosz 2015: 3314).

Deshalb beschäftigten sich einige Wissenschaftler mit verschiedenen Pflanzen, die besonders reich an diesen sekundären Pflanzenstoffen sind. In vielen Studien konnte gezeigt werden, dass Extrakte aus diesen Gewächsen einer AGE-Kumulation entgegenwirkten; sogar mit teilweise höherer Wirkkraft als Aminoguanidine. Zu diesen pflanzlichen Mitteln zählten z. B. Extrakte aus Ringelblumen, dem einjährigem Berufkraut, aus Walnusskernen und vielen Wildbeeren, wie z. B. der Schwarzen Krähenbeere, sowie Anthrachinone, welche aus den Wurzeln der Knoxia valerianoides gewonnen wurden (Ahmad et al. 2010, Harris et al. 2014, Jang et al. 2010, Yoo et al. (2010), zitiert nach Sadowska-Bartosz und Bartosz 2015: 3314).

Zu den wirksamen Substanzen zählten beispielsweise die Zimtsäure und ihre Derivate, wie die Ferulasäure und die Isoferulasäure. So konnte in einigen Studien nachgewiesen werden, dass diese die AGE-Bildung hemmten (Sompong et al. 2013: 13890).

Ein Grund für diesen Effekt sahen Sadowska-Bartosz und Bartosz darin, dass die Isoferulasäure auch Metallionen-Chelator-Eigenschaften besitzt (Sadowska-Bartosz und Bartosz 2015: 3315).

Auch die Ellagsäure, welche besonders in Beeren und Granatäpfeln, aber auch in Weintrauben, Orangen, Guaven, Äpfeln und Kreuzkümmel vorkommt, ist bekannt für ihre antioxidativen, entzündungshemmenden und antikanzerogenen Eigenschaften (Muthenna et al. 2012: 222).

Es konnte zudem gezeigt werden, dass die Ellagsäure neben wenigen fluoreszierenden Advanced Glycation Endproducts, insbesondere die Entstehung von CEL hemmen konnte, indem sie reaktive Dicarbonyle abfing (Muthenna et al. 2012: 221).

Sadowska-Bartosz und Bartosz kamen aufgrund der Auswertung vieler Studien zu dem Ergebnis, dass der gleiche Wirkmechanismus für die Bewahrung vor einer Proteinglykierung auch für andere Polyphenole, wie die Chlorogensäure, Quercetin, Genistein, Gallussäure und Tanninsäure verantwortlich gewesen ist (Sadowska-Bartosz und Bartosz 2015: 3316).

Sadowska-Bartosz et al. (2014) verglichen 25 natürliche Substanzen, wie Aminosäuren, Polyamine, organische Säuren oder Polyphenole, sowie Standardmedikamente, wie Aminoguanidin oder Metformin auf ihren Schutzeffekt vor einer Proteinglykierung. Die Wissenschaftler stellten fest, dass einige dieser Substanzen nur vor einer Proteinglykierung schützten, die durch bestimmte Zucker hervorgerufen wurde. Daher sollte nicht davon ausgegangen werden, dass sie gleichermaßen auch einer AGE-Bildung entgegenwirken können, die durch andere

Zuckerarten induziert werden, da es sich dabei jeweils um andere Effekte handelt. Von allen untersuchten Substanzen zeigten die Polyphenole zusammen mit Pyridoxin und die 1-Cyano-4-Hydroxyzimtsäure die stärkste Schutzwirkung, wofür Sadowska-Bartosz et al. (2014) v. a. die hohe antioxidative Kapazität der genannten Stoffe verantwortlich machten (vgl. Sadowska-Bartosz et al. 2014).

Ein Problem sahen Sadowska-Bartosz und Bartosz (2015) darin, dass viele dieser natürlichen Substanzen bislang lediglich in vitro getestet worden sind. Bei diesen Untersuchungen konnte jedoch die Anwesenheit von Sauerstoff und Metallionen, die meistens eine Entstehung von Advanced Glycation Endproducts bedingen, nicht ausreichend nachgeahmt werden. Auch die Imitation von antioxidativen und entgiftenden körpereigenen Mechanismen, sowie die Zuckerkonzentration in den Geweben war unter in vitro Bedingungen nicht eins zu eins möglich. So herrschen in vitro beispielsweise höhere Zuckerkonzentrationen und mehr Sauerstoff, was die AGE-Bildung möglicherweise größer scheinen ließ, als es in vivo der Fall gewesen wäre (Sadowska-Bartosz und Bartosz 2015: 3314).

Zudem sollte bei den Ergebnissen der in vitro-Untersuchungen berücksichtigt werden, dass nicht alle untersuchten Substanzen eine gute Bioverfügbarkeit besaßen und in vivo Studien zu der Wirkung natürlicher AGE-Hemmer meistens auf Tierversuchen basierten (Sadowska-Bartosz und Bartosz 2015: 3318 f.).

Dennoch kann aufgrund der Masse an positiven Untersuchungsergebnissen davon ausgegangen werden, dass eine Ernährung, die reich an Antioxidantien, insbesondere Polyphenolen, ist, in einem gewissen Maß die AGE-Kumulation einschränken kann. Dadurch könnten altersassozierten Krankheiten, sowie Diabetes mellitus vorgebeugt werden (Sadowska-Bartosz und Bartosz 2015: 3316).

4.2.4 Weitere Maßnahmen zur Senkung der AGE-Aufnahme

4.2.4.1 Nicht-Rauchen

Durch den Herstellungsprozess der Tabakblätter entstehen Glykierungsprodukte, welche daher auch in Zigarettenrauch vorkommen und durch das Inhalieren über die Alveolen in den Blutkreislauf und die Lungenzellen gelangen können. Im Organismus reagieren diese Glykierungsprodukte mit körpereigenen Proteinen, weshalb durch eine Rauchrestriktion eine weitere AGE-Quelle vermieden werden kann (Cerami et al. 1997: 13919).

4.2.4.2 Bewegung

In mehreren Interventionsstudien konnte gezeigt werden, dass sich körperliche Betätigung positiv auf diverse gesundheitliche Parameter ausgewirkt hatte: So verbesserte sich die Insulinsensivität sowohl durch Ausdauer- als auch durch Krafttraining signifikant und kann dadurch die Entstehung von Diabetes mellitus effektiv vorbeugen und den Krankheitsverlauf bei Diabetes-Patienten positiv beeinflussen (Mann et al. 2014: 266).

Macias-Cervantes et al. (2015) untersuchten wie sich eine AGE-arme Ernährung und/oder regelmäßige Bewegung auf die Stoffwechselparameter von Übergewichtigen auswirkt. Befolgten die Teilnehmer alleine das Sportprogramm, so nahmen ihr Körpergewicht und ihr Taillenumfang ab. Wurde ausschließlich die Diät durchgeführt so sanken die gleichen Parameter, aber auch ihr Serum-AGE-Spiegel. Beide Maßnahmen zusammen verbesserten zusätzlich die Blutfettwerte der Studienteilnehmer (z. B. niedrigere Triglyceridwerte und höhere HDL-Spiegel). Durch sportliche Aktivität konnte der positive Effekt einer AGE-armen Ernährung folglich verstärkt werden.

Werden hohe Blutglucosekonzentrationen und pathologische Blutfettwerte mittels regelmäßiger Bewegung vermieden, werden auch endogen weniger AGEs gebildet, da dadurch weniger Zucker mit Körperproteinen oder den Blutfetten reagieren kann (Poulsen et al. 2013: 17).

Zur besseren Übersicht fasst Tabelle 2 die Möglichkeiten zur Senkung der Aufnahme von Advanced Glycation Endproducts noch einmal zusammen:

Tabelle 4: Möglichkeiten zur Senkung der AGE-Aufnahme (eigene Darstellung)

Ernährungsbezogene Ansätze	**Medikamentöse Ansätze**	**Sonstige Maßnahmen**
Geringe Kochtemperatur	Synthetische Substanzen (z. B. Aminoguanidin)	Nichtrauchen
Kurze Erhitzungsdauer	Entzündungs- und gerinnungshemmende Medikamente	Erhöhte körperliche Aktivität
Höhere Luftfeuchtigkeit bei der Zubereitung	Medikamente zur Behandlung von Typ-2-Diabetes	
Erhöhte Zufuhr von Obst, Gemüse, Kartoffeln, Hülsenfrüchten und Milchprodukten	Antioxidantien (z. B. Polyphenole)	
Vermeidung von Backwaren, Snacks, Süßigkeiten und zuckerreichen Frühstückscerealien		
Diabetesprävention: Hypo- bzw. Isokalorische Ernährung, Vermeidung von Lebensmittel mit einem hohen GI, erhöhte Ballaststoffzufuhr		

5. Zusammenfassung

Advanced Glycation Endproducts entstehen kontinuierlich im menschlichen Körper und summieren sich mit zunehmendem Alter. Sie werden mit zahlreichen chronischen Erkrankungen in Verbindung gebracht. Exogen aufgenommene Glykierungsendprodukte aus Nahrungsmitteln erhöhen diese AGE-Akkumulation. Daher beschäftigte sich diese Arbeit damit, wie die Aufnahme von Advanced Glycation Endproducts möglichst niedrig gehalten werden kann.

Als Quellen wurden v. a. aktuelle, englischsprachige Publikationen und Review-Artikel verwendet.

Während in der Studie von Uribarri et al. (2010) insbesondere fett- und eiweißreiche Produkte, wie Öle und Fette, Nüsse, Fleisch und fettreicher Käse hohe AGE-Konzentrationen hatten, konnten Hull et al. (2012) und Schreijen et al. (2016) eine negative Korrelation des Fettgehalts von Lebensmitteln mit Advanced Glycation Endproducts feststellen. Auch tierische Produkte, wie Fleisch, Fisch und Eier erwiesen sich bei letzteren deutlich AGE-ärmer als in den Untersuchungen von Uribarri et al. (2010).

Abgesehen von Uribarri et al. (2010) konnten alle drei der übrigen Studien sehr hohe AGE-Werte bei trocken erhitzten, zuckerreichen Getreideprodukten, wie Kuchen, Keksen oder Riegel ermitteln.

Im Gegensatz zu den anderen Studien stellten Takeuchi et al. (2015) auch bei proteinarmen und Monosaccharid-reichen Lebensmitteln wie Obst, Trockenfrüchten und zuckerreichen Getränken einen hohen Anteil an Glykierungsendprodukten fest.

Alle Autoren ermittelten geringe AGE-Konzentrationen für Gemüse, Hülsenfrüchte, fettarme Milchprodukte und zuckerarme Getränke (z. B. Kaffee) und stimmten überein, dass besonders trockene Erhitzungsprozesse mit hohen Temperaturen und langer Hitzeeinwirkung (z. B. Braten, Frittieren, Backen, Grillen) die AGE-Gehalte in den Lebensmitteln ansteigen lassen.

Bei den Vergleichen sollte allerdings berücksichtigt werden, dass zwei der Studien, Hull et al. (2012) und Schreijen et al. (2016), den CML-Gehalt; bzw. letztere auch CEL und MG-H1, mittels UPLC-MS/MS bestimmten, während Uribarri et al. (2010) und

Takeuchi et al. (2015) zur Ermittlung der AGE-Gehalte den ELISA anwendeten. Da die entsprechenden Herausforderungen dieser immunohistochemischen Methode von den Wissenschaftlern dieser Studien nicht hinreichend beachtet wurden, sollten deren Ergebnisse unter Vorbehalt betrachtet werden. Zudem ist besonders ein Vergleich mit den Ergebnissen von Takeuchi et al. (2015) schwierig, da die Forscher hier im Gegensatz zu den anderen Studien den Fokus nicht auf den CML-Gehalt pro 100 g eines Lebensmittels setzten, sondern auf die Glu-AGEs pro Portion.

Außerdem sollten für eine gute Aussagekraft möglichst verschiedene AGEs in den Lebensmitteln bestimmt werden, da jedes Glykierungsendprodukt aus unterschiedlichen Vorstufen gebildet werden kann. So erfassen CML und CEL eine Glykierung von Lysin, während MG-H1 einen Hinweis auf glykiertes Arginin gibt. Auch reagieren diese glykierten Aminosäuren mit verschiedenen Dicarbonylen weiter; bei CML ist es das Glyoxal, bei CEL und MG-H1 ist es das Methylglyoxal. Die Betrachtung von Glu-AGEs hat wiederum den Vorteil, dass der Fokus hier auf Reaktionsendprodukte gelegt wird, die unabhängig vom Proteingehalt besonders durch hohe Konzentrationen von Monosacchariden entstehen. Zudem lässt sich durch das Bestimmen von Glu-AGEs die Akkumulation von Glycer-AGEs im Körper einschätzen.

Unter Berücksichtigung der Gemeinsamkeiten zum AGE-Gehalt der einzelnen Studien, kommt die Autorin zu dem Schluss, dass folgende Aspekte für eine AGE-arme Ernährung beachtet werden sollten:
Bei der Zubereitung von Lebensmitteln sollte die Kochtemperaturen möglichst geringgehalten werden und unter hoher Feuchtigkeit erfolgen. Sehr stark und trocken erhitzte Speisen sollten hingegen vermieden werden.
Frisches Obst und Gemüse, Kartoffeln, Hülsenfrüchte und Milchprodukte, sowie zuckerarme Getreideprodukte, Fleisch, Fisch und Eier, die schonend zubereitet wurden, sollten den größten Teil der Ernährung ausmachen, während auf Backwaren, Süßigkeiten und Snacks, sowie zuckerreiche Frühstückscerealien weitestgehend verzichtet werden sollte. Da Diabetes mellitus die endogene AGE-Bildung fördert, sollte zur Prävention der Energiebedarf nicht überschritten, Lebensmittel mit einem hohen GI vermieden und die Ballaststoffzufuhr erhöht werden.

Es existieren einige Substanzen, die eine AGE-Bildung hemmen oder bereits gebildete Glykierungsendprodukte eliminieren können. Darunter finden sich sowohl synthetische, teilweise patentierte Substanzen (z. B. Aminoguanidin), entzündungs- und gerinnungshemmende Medikamente und solche die bei Diabetes Typ 2 eingesetzt werden, aber auch natürliche Substanzen, wie Polyphenole und andere antioxidative Bestandteile von Lebensmitteln. Aufgrund der geringeren Nebenwirkungen sollte der Fokus besonders auf letztere gelegt werden, um eine endogenen Akkumulation von Glykierungsendprodukten entgegen zu wirken. Zudem konnte gezeigt werden, dass Tabakrauch eine weitere AGE-Quelle darstellt und daher vermieden werden sollte. Durch regelmäßige körperliche Betätigung, welche sich positiv auf diverse gesundheitliche Parameter auswirken kann, wird der Effekt einer AGE-armen Kost verstärkt. Insbesondere die präventive Wirkung von Bewegung vor hohen Blutglucosespiegeln und Diabetes Typ 2, kann einer endogenen Bildung von Glykierungsendprodukten entgegenwirken.

5. Summary

Advanced glycation endproducts are continuously produced in the human body and accumulate with advancing age. They have been connected to several chronic diseases. Exogenously incorporated glycation products from foods increase the rate of accumulation. That is why this thesis deals with approaches to minimalize the intake of advanced glycation endproducts.

Particularly up-to-date English publications and review articles were chosen to be used as sources.

While in the study of Uribarri et al. (2010) especially fat- and protein rich products, like oils and fats, nuts, meat and high-fat cheese were shown to have high AGE-concentrations, Hull et al. (2012) and Schreijen et al. (2016) were able to determine a negative correlation between the fat-content of foodstuffs and advanced glycation endproducts. Even animal source products, like meat, fish, and eggs presented significantly lower in AGE-content than in the study of Uribarri et al. (2010).

Apart from Uribarri et al. (2010), all three of the other studies could detect very high AGE-values in dry-heated grain products rich in sugar, like cakes, cookies or bars.

In contrary to the other studies, Takeuchi et al. (2015) found foodstuffs low in protein and high in monosaccharides like fruit, dried fruit und high-sugar beverages to have a high amount of glycation products.

All authors determined low AGE concentrations in vegetables, legumes, low-fat milk products and low-sugar drinks (e.g. coffee) and conceded, that especially dry heating processes at high temperatures and long heat-exposure (e.g. roasting, frying, baking, grilling) increase the AGE-content in foods.

When comparing the studies, one should consider that two of them – Hull et al. (2012) and Schreijen et al. (2016) – ascertained the CML-content, as well as CEL and MG-H1 for the later, using UPLC-MS/MS, while Uribarri et al. (2010) and Takeuchi et al. (2015) used ELISA to evaluate the AGE-content. Because the immunohistochemical challenges were not adequately addressed in these studies their results should be contemplated with reservations. Moreover, a comparison with the results of Takeuchi et al. (2015) is challenging since the researchers chose to focus on the Glu-AGE per portion instead of the CML-content in 100g of food.

Furthermore, different kinds of AGEs should be considered for a valid significance, since every glycation endproduct can be generated from distinct precursors. CML and CEL are used to measure glycations in lysine, whereas MG-H1 helps to quantify glycated arginine. On top of that, glycated amino acids may react further with various dicarbonyls; CML with glyoxal, CEL and MG-H1 with methylglyoxal. Using Glu-AGEs has the advantage of bringing the focus onto the endproducts, which originate especially from high concentrations of monosaccharides, and make an estimation on the accumulation of glycer-AGEs in the human body, regardless of protein content.

Considering the similarities concerning the AGE-content in the studies, the author arrives at the conclusion that the following aspects should be taken into account for a low-AGE diet:
When preparing foods, the cooking temperature should be kept as low as possible and under high humidity. Strongly and dry heated dishes on the other hand should be avoided.
Fresh fruits and vegetables, potatoes, legumes and milk products, as well as cereal products low in sugar, meats, fish and eggs, which were prepared gently, should constitute most of the sustenance, while baked goods, sweets and snacks and also breakfast cereals rich in sugar should be mostly spared. Because diabetes mellitus promotes the endogenous formation of AGEs, as a mean of prevention the energy demand should not be exceeded, foods with a high GI avoided and the intake of fiber increased.
Some substances are able to inhibit the development of AGEs or can eliminate already formed glycation endproducts. These include synthetic, sometimes patented substances (e.g. Aminoguanidine), anti-inflammatory and anticoagulant drugs, medication that is used with diabetes type 2, just as natural substances, like polyphenols and other antioxidative components of foods. Due to the low side-effects, the focus should be on the latter to counteract an endogenous accumulation of glycation products. Additionally, it was shown that tobacco smoke is another source of AGEs and therefore should be avoided. Through regular physical activity, which can have a positive influence on a number of health parameters, the effect of a low-AGE diet is amplified. Especially the preventative impact of exercise on high blood glucose levels and diabetes type 2 can thwart an endogenous formation of glycation products.

Literaturverzeichnis

Ahmad, H.; Khan, I.; Wahid, A. (2012): Antiglycation and antioxidation properties of Juglans regia and Calendula officinalis: Possible role in reducing diabetic complicationsand slowing down ageing. Journal of Traditional Chinese Medicine 32: 411-414.

Bierhaus, A. (2004): RAGE - Das Geheimnis des Alterns. UGB-Forum 6/04: 296-299.

Cerami, C.; Founds, H.; Nicholl, I.; Mitsuhashi, T.; Giordano, D.; Vanpatten, S.; Lee, A.; Al-Abed, Y.; Vlassara, H.; Bucala, R.; Cerami, A. (1997): Tobacco smoke is a source of toxic reactive glycation products. Proceedings of the National Academy of Sciences USA 94: 13915-13920.

Delgado-Andrade, C. (2016): Carboxymethyl-lysine: thirty years of investigation in the field of AGE formation. Food Function 7: 46-57.

Degen, J. (2013): Vorkommen und metabolischer Transit alimentärer 1,2-Dicarbonylverbindungen. Dissertation an der Technischen Universität Dresden. Fakultät Mathematik und Naturwissenschaften.

Harris, C. S.; Cuerrier, A.; Lamont, E.; Haddad, P. S.; Arnason, J.T.; Bennett, S.A.; Johns, T. (2014): Investigating wild berries as a dietary approach to reducing the formation of advanced glycation endproducts: Chemical correlates of *in vitro* antiglycation activity. Plant Foods Human Nutrition 69: 71-77.

Hull, G.; Woodside, J.; Ames, J.; Cuskelly, G. (2012): N^{ε}-(carboxymethyl) lysine content of food commonly consumed in a Western style diet. Food Chemistry 131: 170-174.

Jang, D. S.; Yoo, N. H.; Kim, N.H.; Lee, Y.M.; Kim, C. S.; Kim, J.; Kim, J. H.; Kim, J. S. (2010): 3, 5-Di-O-caffeoyl-epi-quinic acid from the leaves and stems of Erigeron annuus inhibits protein glycation, aldose reductase, and cataractogenesis. Biological and Pharmaceutical Bulletin 33: 329-333.

Koschinsky, T.; He, C.J.; Mitsuhashi, T.; Bucala, R.; Liu, C.; Buenting, C.; Heitmann, K.; Vlassara, H. (1997): Orally absorbed reactive glycation products (glycotoxins): An environmental riskfactor in diabetic nephropathy. The National Academy of Sciences USA 94: 6474-6479.

Koula-Jenik, H.; Kraft, M.; Miko, M.; Schulz, R.-J. (Hg.) (2006): Leitfaden Ernährungsmedizin. München: Urban & Fischer.

Leuner, B. (2011): Einfluss von diätetisch verabreichten Advanced Glycation Endproducts auf oxidativen Stress im Herz-Kreislaufsystem. Dissertation an der Martin-Luther-Universitat Halle-Wittenberg. Naturwissenschaftliche Fakultät Agrar- und Ernährungswissenschaften.

Macias-Cervantes M. H.; Rodriguez-Soto J. M. D.; Uribarri J.; Diaz-Cisneros F.; Cai W.; Garay-Sevilla M. E. (2015): Effect of a diet restricted in advanced glycation end products and exercise on metabolic parameters in adult overweight men. Nutrition 31: 446-451.

Mann, S.; Beedie, C.; Balducci, S.; Zanuso, S.; Allgrove, J.; Bertiato, F.; Jimenez, A. (2014): Changes in insulin sensitivity in response to different modalities of exercise: a review of the evidence. Diabetes/Metabolism Research and Reviews 30: 257-268.

Muthenna, P.; Akileshwari, C.; Reddy, G. B. (2012): Ellagic acid, a new antiglycating agent: Its inhibition of Nϵ-(carboxymethyl)lysine. Biochemical Society 442: 221-230.

Nagai, R.; Murray, D.; Metz, T.; Baynes, J. (2012): Chelation, a fundamental mechanism of action of AGE inhibitors, AGE breakers, and other inhibitors of diabetes complications. Diabetes 61: 549–559.

Poulsen, M.; Hedegaard, R.; Andersen, J.; De Courten, B.; Bugel, S.; Nielsen, J.; Skibsted, L.; Dragsted, L. (2013): Advanced glycation endproducts in food and their effects on health. Food and Chemical Toxicology 60: 10-37.

Sadowska-Bartosz, I.; Bartosz, G. (2015): Prevention of Protein Glycation by Natural Compounds. Molecules 20: 3309-3334.

Sadowska-Bartosz, I.; Galiniak, S.; Bartosz, G. (2014): Kinetics of glycoxidation of bovine serum albumin by glucose, fructose and ribose and its prevention by food components. Molecules 19: 18828-18849.

Schreijen, J.; Clevers, E.; Engelen, L.; Dagnelie, P.; Brouns, F.; Stehouwer, C.; Schalkwijk, C. (2016): Analysis of advanced glycation endproducts in selected food items by ultra-performance liquid chromatography tandem mass spectrometry: Presentation of a dietary AGE database. Food Chemistry 190: 1145-1150.

Sompong, W..; Meeprom, A.; Cheng, H.; Adisakwattana, S. (2013): A comparative study of ferulic acid on different monosaccharide-mediated protein glycation and oxidative and oxidative damage in bovine serum albumin. Molecules 18: 13886-13903.

Takeuchi, M. (2016): Serum Levels of Toxic AGEs (TAGE) May Be a Promising Novel Biomarker for the Onset/Progression of Lifestyle-Related Diseases. Diagnostics 6 (23).

Takeuchi, M.; Takino, J.; Furuno, S.; Shirai, H.; Kawakami, M.; Muramatsu, M.; Kobayashi, Y.; Yamagishi, S. (2015): Assessment of the Concentrations of Various Advanced Glycation End-Products in Beverages and Foods That Are Commonly Consumed in Japan. PLOS ONE. 10 (3). DOI:10.1371/journal.pone.0118652.

Thornalley, P. J. (2005): Measurement of protein glycation, glycated peptides, and glycation free adducts. Peritoneal Dialysis International 25: 522-533.

Uribarri, J.; Dolores del Castillo, M.; Pía de la Maza, M.; Filip, R.; Gugliucci, A.; Luevano-Contreras, C.; Macías-Cervantes, M.; Bastos, D.; Medrano, A.; Menini, T.; Portero-Otin, M.; Rojas, A.; Sampaio, G.; Wrobel, K.; Garay-Sevilla, M. (2015): Dietary Advanced Glycation End Products and Their Role in Health and Disease. American Society for Nutrition 6: 461-473.

Uribarri, J.; Woodruff, S.; Goodman, S.; Cai, W.; Chen, X..; Pyzik R., Yong A., Striker G.; Vlassara H. (2010): Advanced Glycation End Products in Foods and a Practical Guide to Their Reduction in the Diet. Journal of the American Dietetic Association 110 (6): 911-916.

Vlassara, H. und Uribarri, J. (2014): Advanced glycation end products (AGE) and diabetes: cause, effect, or both?. Current Diabetes Reports 14: 453.

Yaylayan, V. A.; Huyghues-Despointes, A.; Polydorides, A. (1992): A fluorescaminebased assay for the degree of glycation in bovine serum albumin. Food Research International 25: 269-275.

Yoo, N. H.; Jang, D. S.; Lee, Y. M.; Jeong, I. H.; Cho, J. H.; Kim, J. H.; Kim, J. S. (2010): Anthraquinones from the roots of Knoxia valerianoides inhibit the formation of advanced glycation end productsand rat lens aldose reductase in vitro. Archives of Pharmacal Research 33: 209-214.

Zieman, S.; Kass, D.; (2004): Advanced glycation end product cross-linking: pathophysiologic role and therapeutic target in cardiovascular disease. Congestive Heart Failure 10: 144-149.